中国最美经方丛书

丛书主编 柳越冬 杨建宇

小青龙汤

XIAO
QING
LONG
TANG

主 编

杨建宇 王成祥 朱庆文

中原农民出版社
· 郑州 ·

图书在版编目(CIP)数据

小青龙汤／杨建宇,王成祥,朱庆文主编. —郑州:中原农民
出版社,2018.9
(中国最美经方丛书)
ISBN 978-7-5542-1971-3

Ⅰ.①小… Ⅱ.①杨… ②王… ③朱… Ⅲ.①小青龙汤-研究
Ⅳ.①R286

中国版本图书馆 CIP 数据核字(2018)第 152513 号

出版:中原农民出版社

地址:河南省郑州市郑东新区祥盛街 27 号 7 层

邮编:450016

网址:http://www.zynm.com

电话:0371-65751257

发行单位:全国新华书店

承印单位:新乡市豫北印务有限公司

投稿邮箱:zynmpress@sina.com

策划编辑电话:0371-65788677

邮购热线:0371-65713859

开本:710mm×1010mm   1/16

印张:13.25

字数:196 千字

版次:2019 年 8 月第 1 版

印次:2019 年 8 月第 1 次印刷

书号:ISBN 978-7-5542-1971-3

定价:53.00 元

本书如有印装质量问题,由承印厂负责调换

编 委 会

大美经方！ 中医万岁！

今天有点兴奋！

"中华中医药祝之友/杨建宇教授经方经药传承研究工作室"的牌子挂在了印尼·巴淡岛！[1]我很自豪地说，这是中医药界第一块"经方经药"传承研究机构的牌子！自然，在东南亚乃至全球也是第一！而这，必须感谢、感恩医圣张仲景的经方！

在20世纪80年代，我刚学了中医方剂学，就到新华书店买了一本《古方今用》，其中第一和方"桂枝汤"，不但用于治疗感冒，而且还广泛用于内外妇儿疾病。我印象最深的是既治坐骨神经痛，又治高血压。当时，我就有点懵！待学完《伤寒杂病论》，就有点明白了。但是一直到90年代初，随着临床感悟的加深，对医圣经方潜心地体验，对《伤寒杂病论》的反复体味，就基本上明白了许多。继而，临床疗效随着经方更广泛地应用而有了大幅提高，随即，我就被郑州地区多家门诊邀请出诊，还被许昌、濮阳、新乡、信阳等地邀请出专家门诊。直到现在，我仍坚持不懈地在临床中应用经方、体验经方、推广经方，并且效果显著，声誉远扬。时而，被邀至全国各地会诊疑难杂症；时而，被邀至全国各地讲解经方心得；偶尔，被邀至境外讲解经方，交流使用经方攻克疑难杂症的经验。而今天，把"经方经药"传承研究的牌子挂在了印尼·巴淡岛上，而这一切，都缘于经方！都成于经方！这真是最美经方！大美经方！我情不自禁地在内心深处呼喊，感谢经方！感恩医圣！

时间如梭！中医药发展进入加速期。重温中医药经典蔚然成风，国家中医药管理局"全国优秀中医临床人才研修项目"学员（简称国优人才班）的培养，重在经典的研修，通过对研修项目的关注、论证、宣教、参与、主持等历炼和学习，我接触到了中医经典大家，对中医经典有了更深入地认知，对经方有了更深刻地体验，临床疗效再次得到了稳步提升。北京市中医管理局、河南省中医管理局、南阳市中医药管理局共同举办仲景书院首期"仲景国医传人"精英班，我有幸作为执行班主任，再次对经方大家和经方学验有了更多的感触和心悟。再加之，近5年来我一直在牵头专病专科经方大师研修班的数十个研修班的学习与交流，在单纯的经方学习交流之基础上，更多地引导经方的学术提升和经方应用向主流医院内推广，使我对"经方热"乃至"经典热"有了更多层面的了解和把握。期间，有一个"病准方对药不灵"现象引起了我的关注，我认为这一定是中药药物的精准及合理应用出了问题。即而联想到，国优人才班讲经典《神农本草经》苦于找不到专门研究《神农本草经》的教授，而在第三批国优人才班上课时，只有祝之友老教授一个人专注《神农本草经》专题研究与经方解读。原来这是中医药界普遍不读《神农本草经》的缘故，大家不重视临床中药学科的发展，从而导致临床中药品种、中药古今变异等问题没有得到良好的控制和改善，导致用药临床不效。故而，我们就立即开始举办"基于《神农本草经》解读经方临证应用研修班和认药采药班"，旨在引导大家重温中医药首部经典《神农本草经》，认真研究经方的用药精准问题。此时此刻，明确提出"经药"这一"中医临床药学"的基本概念。根据祝之友老教授的要求和亲自授课、督导，我迅速把这个概念推广至全国各地（包括台北市的国际论坛上），及东南亚地区，为提高中医药临床疗效服务！而这个结果仍然是医圣经方的引领，仍然要感谢、感恩医圣仲景！大美经方！最美经方！

我和不少中医药人一样，稍稍有点小文人情愫，心绪放飞之时，就浮想联翩，继而就草草成文。恰好"中国最美经方丛书"第一辑 15 册即将出版，而邀我作序，就充之为序。

之于"中国最美经方丛书"，启于原"神奇的中华经穴疗法系列丛书"的畅销与好评！继而推出。既是中原出版传媒集团重点畅销图书，也是目前"经方热""经药热"之最流行类之书籍。本丛书系柳越冬教授带头，由国家名医传承室、大学科研机构、仲景书院经方兴趣研究小组等优秀的一线临床和科研人员共同编撰，是学习经方、应用经方、推广经方的参考书籍！对经方的临床应用和科研、教学均有积极的助推意义，必将得到广大"经方"爱好者、"经药"爱好者的热捧！

最后，仍用我恩师孙光荣国医大师的话来作结束语，

那就是：

美丽中国有中医！

中医万岁！

杨建宇[2]

2018 年 6 月 2 日，于新加坡转机回国候机时

注释：[1]同时还挂了"中华中药泰斗祝之友教授东南亚·印尼药用植物苑"和"中华中医药中和医派杨建宇教授工作室东南亚·印尼工作站"的牌子。每块牌子上都有印尼文、中文、英文 3 种文字。

[2]杨建宇：研究员/教授，执业中医师，中华中和医派掌门人，著名经方学者和经方临床圣手。中国中医药研究促进会仲景医学研究分会副会长兼秘书长，仲景星火工程分会执行会长，北京中西医慢病防治促进会全国经方医学专家委员会执行主席，中关村炎黄中医药科技创新联盟全国经方健康产业发展联盟执行主席，中医药"一带一路"经方行（国际）总策划、总指挥、主讲教授，中华国医专病专科经方大师研修班总策划、主讲教授，中国医药新闻信息协会副会长兼中医药临床分会执行会长，曲阜孔子文化学院国际中医学院名誉院长/特聘教授。

目　录

上　篇　经典温习

中篇　临证新论

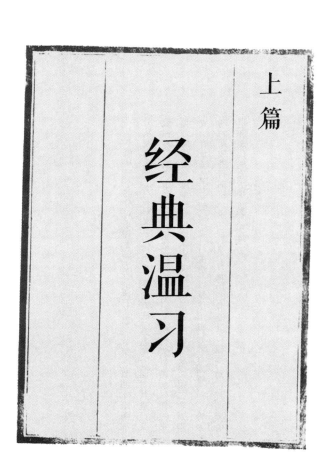

上篇

经典温习

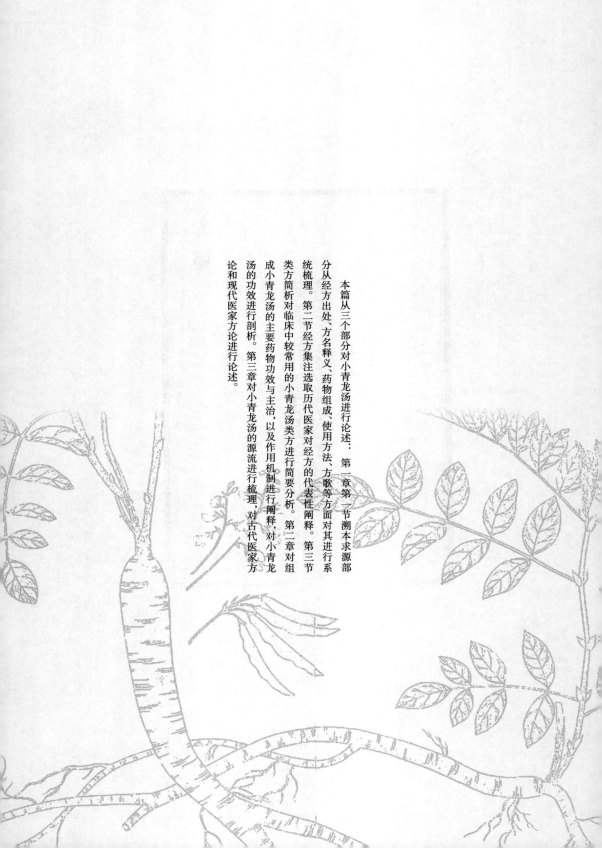

本篇从三个部分对小青龙汤进行论述：第一章第一节溯本求源部分从经方出处、方名释义、药物组成、使用方法、方歌等方面对其进行系统梳理。第二节经方集注选取历代医家对经方的代表性阐释。第三节类方简析对临床中较常用的小青龙汤类方进行简要分析。第二章对组成小青龙汤的主要药物功效与主治，以及作用机制进行阐释，对小青龙汤的功效进行剖析。第三章对小青龙汤的源流进行梳理，对古代医家方论和现代医家方论进行论述。

第一章 概　述

第一节　溯本求源

一、经方出处

《伤寒论》

伤寒表不解,心下有水气,干呕发热而咳,或渴,或利,或噎,或小便不利,少腹满,或喘者,小青龙汤主之。(40)

伤寒心下有水气,咳而微喘,发热不渴。服汤已渴者,此寒去欲解也。小青龙汤主之。(41)

《金匮要略》

病溢饮者,当发其汗,大青龙汤主之;小青龙汤亦主之。"痰饮咳嗽病脉证并治第十二"

咳逆,倚息不得卧,小青龙汤主之。"痰饮咳嗽病脉证并治第十二"

妇人吐涎沫,医反下之,心下即痞,当先治其吐涎沫,小青龙汤主之。涎沫止,乃治痞,泻心汤主之。"妇人杂病脉证并治第二十二"

二、方名释义

小青龙汤的命名原因,后世有两种观点较为常见。一种认为张仲景以四方之神之名(青龙、白虎、朱雀、玄武)命名方剂。如张秉成所云:名小青龙者,以龙为水族,大则可以兴云致雨,飞腾于宇宙之间;小则亦能治水驱邪,潜隐于波涛之内耳。另一种观点是,张仲景以主药麻黄色青形似青龙而命名。对以上两种说法,应合而论之较为合适。

据《辅行诀脏腑用药法要》载:弘景(梁陶弘景)曰:"外感天行,经方之治,有二旦、六神、大小等汤。昔南阳张机,依此诸方,撰为《伤寒论》一部,疗治明悉,后学咸尊奉之。"其中"二旦"即"大、小阳旦汤,大、小阴旦汤";"六神、大小"即"大、小青龙汤,大、小白虎汤,大、小朱鸟(雀)汤,大、小玄武汤,大、小螣蛇汤,大、小勾陈汤"。此说提出诸方的命名运用了道教文化中的四神之名,也提供了张仲景撰写《伤寒论》时所用方剂的来源。由此可知,《伤寒论》中的方剂必然也借鉴了《汤液经法》中原有的方剂名称。

《辅行诀脏腑用药法要》中同时载有陶弘景的话:"阳旦者,升阳之方,以黄芪为主;阴旦者,扶阴之方,以柴胡为主;青龙者,宣发之方,以麻黄为主;白虎者,收重之方,以石膏为主;朱鸟者,清滋之方,以鸡子黄为主;玄武者,温渗之方,以附子为主。此六方者,为六合之正精,升降阴阳,交互金木,既济水火,乃神明之剂也。"说明在命名方剂时,借鉴六神之名的同时,更考虑到了方剂的主要药物和主要功效,以六神的特性与之类比,进而命名。

明代医家方有执提出"持二论合一"的观点。如《伤寒论条辨》云:"然青龙以桂枝麻黄得石膏之辛甘而有青龙之名……夫所谓青龙白虎者,青乃木色,龙乃木神,木主春。春热而烦躁,雷雨解而致和焉。人之汗,以天地之雨名之。龙兴云雨至。发烦躁之汗而荣卫以和。龙之所以为汤,神汤之谓也……然均是龙也而一则曰主之,一则曰发之,何也? 主之者,以烦躁之急疾属动而言。发之者,以但重之沉默属静而言之也。"即大、小青龙汤的命名,综合考虑了六神之中青龙的特性与方剂的特征,将二者类比后,借"青龙"为方剂命名。至于《伤寒论》中大、小青龙汤的分别命名,《伤寒论条辨》中亦有:"然则是汤也,乃直易于散水寒也。其犹龙之不难于翻江倒海之谓欤。夫龙,一也。于其翻江倒海也,而小言之。以其兴云致雨也,乃大言之。能大能小,化物而不泥于物,龙固如是夫。白虎真武里无大小之可言,其于主乎人身而为四体之元神则不偏殊。"

《伤寒论》对于所借鉴的方剂并没有采用原有的名称,而是进行了重新的命名。此原因,一方面,由于张仲景的儒生身份,使得他在采纳前代的道教医学成果的同时,并没有完全传承道教思想,更多的是采用方剂的主要药物或者是全部药物的名字来对方剂加以命名。另一方面,当时的社会环境正是对道教进行打压的阶段,为避免政治冲突,故而方剂命名皆"避道家之称"。还有一种原因是当时以药名代方名已经流行,而张仲景随其时尚而改名,亦未可知。

综上所述,小青龙汤的命名,应是既来源于古代中国道教的四方之神名,又结合了方剂的药物组成及功效等特点。由于张仲景本人或者当时社会的原因,使得《伤寒论》中的方剂未按照道教医学中的原方命名,但这并不能否认小青龙汤的名字来源于道教"四神"。因此,对于小青龙汤命名原因的诸多观点,还是应该合而参之较为合适。

三、药物组成

麻黄三两(去节),芍药三两,五味子半升,干姜三两,甘草三两(炙),细辛三两,桂枝三两(去皮),半夏半升(洗)。

四、使用方法

上八味,以水一斗,先煮麻黄,减两升,去上沫,纳诸药,煮取三升,去滓,温服一升。

若渴,去半夏,加瓜蒌根(天花粉)三两;若微利,去麻黄,加荛花,如一鸡子,熬令赤色;若噎者,去麻黄,加附子一枚,炮;若小便不利,少腹满者,去麻黄,加茯苓四两;若喘,去麻黄加杏仁半升,去皮、尖;且荛花不治利,麻黄主喘,今此语反之,疑非仲景意。

五、方歌

桂麻姜芍草辛三,夏味半升记要谙,

表不解兮心下水,咳而发热句中探。(《长沙方歌括》)

第二节 经方集注

伤寒表不解,心下有水气,干呕发热而咳,或渴,或利,或噎,或小便不利,少腹满,或喘者,小青龙汤主之。(40)

伤寒心下有水气,咳而微喘,发热不渴。服汤已渴者,此寒去欲解也。小青龙汤主之。(41)

成无己

伤寒表不解,则麻黄汤可以发;中风表不解,则桂枝汤可以散。惟其表且不解,而又加之心下有水气,则非麻黄汤所能发,桂枝汤所能散,乃须小青龙汤,始可祛除表里之邪气尔。麻黄味甘辛温,为发散之主,表不解应发散之,则以麻黄为君。桂味辛热,甘草味甘平,甘辛为阳,佐麻黄表散之,用二者所以为臣。芍药味酸微寒,五味子味酸温,二者所以为佐者,寒饮伤肺,咳逆而喘,则肺气逆,《内经》曰"肺欲收,急食酸以收之",故用芍药、五味子为佐,以收逆气。干姜味辛热,细辛味辛热,半夏味辛微温,三者所以为使者,心下有水,津液不行,则肾气燥。《内经》曰:"肾苦燥,急食辛以润之。"是以干姜、细辛、半夏为使,以散寒水。逆气收,寒水散,津液通行,汗出而解矣……水蓄则津液不行,气燥而渴,半夏味辛温,燥津液者也,去之则津液易复;瓜蒌根味苦微寒,润枯燥者也,加之则津液通行,是为渴所宜也。若微利去麻黄加荛花水气下行,渍入肠间,则为利,下利者,不可攻其表,汗出必胀满,麻黄专为表散,非下利所宜,故去之;荛花味苦寒,酸苦为涌泄之剂,水去利则止,荛花下水,故加之……噎为胃气虚竭,麻黄发汗,非胃虚冷所宜,故去之;附子辛热,热则温其气,辛则散其寒,而噎者为当,两相佐之,是以祛散冷寒之气……水蓄下焦,渗泄可也,发汗则非所当,故去麻黄;而茯苓味甘淡,专行津液,《内经》曰,热淫于内,以淡渗之,渗溺行水,甘淡为所宜,故加

茯苓。若喘者,去麻黄加杏仁。喘为气逆,麻黄发阳,去之则气易顺,杏仁味甘苦温,加之以泄逆气。(《伤寒明理论》)

柯 琴

伤寒表不解,心下有水气,干呕、发热而咳,或利,或噎,或小便不利,少腹满,或喘者,用此发汗利水。夫阳之汗,以天地之雨名之。水气入心则为汗,一汗而外邪顿解矣。此因心气不足,汗出不彻,故寒热不解而心下有水气。其咳是水气射肺之征,干呕,知水气未入于胃也。心下乃胞络相火所居之地,水火相射,其病不可拟摹,如水气下而不上,则或渴,或利;上而不下,则或噎,或喘;留于肠胃,则小便不利而少腹满耳。惟发热干呕而咳,是本方之当症。此于桂枝汤去大枣之泥,加麻黄以开玄府,细辛逐水气,半夏除呕,五味、干姜以除咳也。以干姜易生姜者,生姜之味气不如干姜之猛烈,其大温足以逐心下之水,苦辛可以解五味之酸。且发表既有麻黄、细辛之直锐,更不藉生姜之横散矣……两青龙俱两解表里法,大青龙治里热,小青龙治里寒,故发表之药同,而治里之药殊也。此与五苓,同为治表不解而心下有水气,在五苓治水蓄而不行,故大利其水而微发其汗,是为水郁折之也。本方治水之动而不居,故备举辛温以散水,并用酸苦以安肺,培其化源也,兼治肤胀最捷。(《伤寒来苏集·伤寒附翼》)

王子接

小青龙汤,治太阳表里俱寒,方义迥异于大青龙之治里热也。盖水寒上逆,即涉少阴,肾虚不得已而发表,岂可不相绾照,独泄卫气,立铲孤阳之根乎?故于麻、桂二汤内不但留芍药之收,拘其散表之猛,再复干姜、五味摄太阳之气,监制其逆;细辛、半夏辛滑香幽,导纲药深入少阴,温散寒水从阴出阳。推测全方,是不欲发汗之意,推原神妙,亦在乎阳剂而以敛阴为用。偶方小制,故称之曰小青龙。(《绛雪园古方选注》)

章 楠

肾为寒水之脏,而元阳实根于中。是故阳旺则水亏,阳虚则水盛,而水邪之本在肾也,其标又在脾肺二脏,何也?《经》言:饮入于胃,游溢精气,上输于脾,脾气散精,上归于肺,通调水道,下输膀胱,水精四布,五经并行。是胃中水液由少阳相火蒸腾而游溢,上输于脾,如脾弱不能输布,则蓄于中而为胀满。若脾输归肺,而肺不能通调下输,则壅于三焦而小便不利,则为身肿矣。若其水邪始发,脾肺气窒,必有或喘,或呕,或咳等证。加外感风寒,则有发热、恶寒、头痛等证。故仲景主治之法,以干姜、甘草、半夏温通脾胃之阳,以行水化气;麻、桂、细辛通太阳、少阴之阳,以解风寒;风寒夹水,阴邪甚胜,故须重用辛温阳药,然阴无阳不生,阳无阴不化,故佐芍药和阴,使表里之气输化;更加五味收肃肺气,俾得通调水道,则表里之邪皆去矣。(《医门棒喝·伤寒论本旨》)

张秉成

前方(指大青龙汤)因内有郁热而表不解,此方因内有水气而表不解。然水气不除,肺气壅遏,营卫不通,虽发表何由得汗? 故用麻黄、桂枝解其表,必以细辛、干姜、半夏等辛燥之品,散其胸中之水,使之随汗而出。《金匮》所谓腰以上者,当发汗,即《内经》之"开鬼门"也。水饮内蓄,肺必逆而上行,而见喘促上气等证。肺苦气上逆,急食酸以收之,以甘缓之,故以白芍、五味子、甘草三味,一以防肺气之耗散,一则缓麻、桂、姜、辛之刚猛也。名小青龙者,以龙为水族,大则可以兴云致雨,飞腾于宇宙之间;小则亦能治水驱邪,潜隐于波涛之内耳。(《成方便读》)

张锡纯

仲景之方,用五味即用干姜。诚以外感之证皆忌五味,而兼痰嗽者尤忌之,以其酸敛之力甚大,能将外感之邪锢闭肺中,永成劳嗽,惟济之以干姜至辛之味,则无碍。诚以五行之理,辛能胜酸,《内经》有明文也。徐氏《本草百种注》中论之甚详。而愚近时临证品验,则另有心得。盖五味之皮虽酸,其仁则含有辛味,以仁之辛下济皮之酸,自不至因过酸生弊,是以愚治劳嗽,恒将五味捣碎入煎,少佐以射干、牛蒡诸药即能奏效,不必定佐以干姜也。(《医学衷中参西录》)

俞根初

风寒外搏,痰饮内伏,发为痰嗽气喘者,必须从小青龙加减施治。盖君以麻、桂辛温泄卫,即佐以芍、草酸甘护营。妙在干姜与五味拌捣为臣,一温肺阳而化饮,一收肺气以定喘。又以半夏之辛滑降痰,细辛之辛润行水,则痰饮悉化为水气,自然津津汗出而解。若不开表而徒行水,何以解风寒之搏束?若一味开表,而不用辛以行水,又何以去其水气?此方开中有合,升中有降,真如神龙之变化不测。设非风寒而为风温,麻、桂亦不可擅用,学者宜细辨证,对证酌用也。(《重订通俗伤寒论》)

郑寿全

小青龙汤一方,乃发汗行水之方也。因太阳表邪未解,以致水气不行,聚于心下,为咳、为喘、为悸,是皆水气上逆之咎也,今得麻、桂、细辛,发太阳之表,行少阴之水,干姜、半夏、五味,降上逆之水下行,甘草补土,白芍敛阴,最为妥切。此方重在解表,表解而水自不聚。以龙名汤,是取麻黄轻清发汗行水,如龙之得雨水,而飞腾变化莫测也,岂果若龙哉。(《医理真传·杂问》)

病溢饮者,当发其汗,大青龙汤主之;小青龙汤亦主之。"痰饮咳嗽病脉证并治第十二"

咳逆,倚息不得卧,小青龙汤主之。"痰饮咳嗽病脉证并治第十二"

妇人吐涎沫,医反下之,心下即痞,当先治其吐涎沫,小青龙汤主之。涎沫止,乃治痞,泻心汤主之。"妇人杂病脉证并治第二十二"

李饵臣

心下有水,麻黄、桂枝发汗,以泄水于外。半夏、干姜、细辛温中,以散水于内;芍药、五味子收逆气,以平肺;甘草益脾土以制水;加石膏去烦躁,兼能解肌出汗也。(《金匮要略广注·肺痿肺痈咳嗽上气病脉证治第七》)

徐 彬

溢饮者,水已流行归四肢,以不汗而致身体疼重。盖表为寒气所侵而疼,肌体着湿而重,全乎是表;但水寒相杂,犹之风寒两伤,内有水气,故以大青龙、小青龙主之。然大青龙含桂、麻而去芍加石膏,则水气不甚,而挟热者宜之;倘咳多而寒伏,则必小青龙为当,盖麻黄去杏仁,桂枝去生姜,而加五味、干姜、半夏、细辛,虽表散而实欲其寒饮之下出也。(《金匮要略论注》)

第三节 类方简析

小青龙汤的主要类方有小青龙加石膏汤、大青龙汤、射干麻黄汤和厚朴麻黄汤等,扩展了小青龙汤的应用范围,下面对其类方进行分析。

一、小青龙加石膏汤

组成:麻黄三两,桂枝三两,细辛三两,芍药三两,半夏半升,石膏二两,干姜三两,五味子半升,甘草三两。

用法:上九味,以水一斗,先煮麻黄,去上沫,纳诸药,煮取三升,强人服一升,赢者减之,日三服,小儿服四合。

功用:小青龙汤本身具备外解表寒、内化水饮的双重效用,方中加石膏的目的为宣泄肺热,除烦平喘,又不悖解表化饮之义。所以,小青龙加石膏汤主要功效是化饮、泄热、平喘。

主治:外寒内热之证。

鉴别:外感风寒,内有痰饮郁热,临床上既可见到发热、恶寒、头痛、周身不适之风寒表证,又可见到咳嗽、喘促、胸闷、气短、痰量多而质稀的痰饮犯肺之里证。本方解表化饮并重,其证为外寒内饮兼有郁热,外寒内饮并重,饮重于热。

方解:麻黄、桂枝解表散寒,宣肺平喘;芍药配伍桂枝,调和营卫;干姜、细辛、半夏温化水饮,散寒降逆;配以五味子之收敛,是散中有收,可防肺气耗散太过;加大剂量石膏清热除烦,与麻黄相协可发越水气。方证相合,故收表解、饮化、热清、喘平之效。

方歌:小龙分两照原方,二两膏加仔细详,

水饮得温方可散,欲除烦躁借辛凉。(《金匮方歌括》)

二、大青龙汤

组成：麻黄六两（去节），桂枝二两（去皮），甘草二两（炙），杏仁五十个（去皮、尖），生姜三两（切），大枣十二枚（擘），石膏如鸡子大（碎）。

用法：上七味，以水九升，先煮麻黄，减二升，去上沫，纳诸药，煮取三升，去滓，温服一升。取微似汗。汗出多者，温粉扑之。一服汗者，停后服；若复服，汗多亡阳，遂虚，恶风、烦躁、不得眠也。

功用：解表发汗，清热除烦。

主治：表实兼有里热证，以四肢浮肿，沉重疼痛，无汗，烦躁而渴，舌苔黄，脉象浮紧等为主要临床表现。

鉴别：大青龙汤证乃因寒邪客表，表热恶寒，身痛无汗，烦躁不得眠者，是由于风寒外束，邪不从外解，势必内犯，故出现不汗出而烦躁的内热症状。在治法上必须使病邪外越，随发表之汗而出。当代名医程门雪先生说："大青龙汤合麻黄、桂枝、石膏于一方，而佐以姜、枣，使不致因石膏之寒而碍汗，一面仍用麻黄、桂枝，不致因石膏之寒而碍表，为外寒束其内热出一主要方法。"

方解：该方倍用麻黄，佐以桂枝、生姜，加强辛温发汗散寒之功，以启表闭。加气轻质重、辛甘且寒的石膏，一来助麻黄解肌以开阳郁，二可清郁热以除烦躁，甘草、大枣健脾和中以滋汗源。因该方药后具有汗出邪散，表里双解，犹如龙升雨降，郁热顿除之功效，故仲景以大青龙而命方名，实寓意贴切。

方歌：二两桂甘三两姜，膏如鸡子六麻黄，

枣枚十二五十杏，无汗烦而且躁方。（《长沙方歌括》）

三、射干麻黄汤

组成：射干三两，麻黄四两，生姜四两，细辛三两，紫菀三两，款冬花三两，大枣七枚，半夏半升，五味子半升。

用法：上九味，以水一斗二升，先煮麻黄两沸，去上沫，纳诸药，煮取三升，分温三服。

功用：宣肺祛痰，下气平喘。

主治：外寒内饮，饮邪痹阻，咽喉肿痛，喉中喘鸣之症。

鉴别：外邪诱发、触动内伏于肺之痰饮，痰气阻塞，使肺气不得宣降，而表现为气道挛急，呼吸喘促，喉间痰鸣等肺系发作性疾病。治疗重在发表散寒，开痰平喘，温肺化饮，安中扶正。肺为娇脏，外感寒邪，寒束卫表，肺失宣降，而发咳喘。须用辛温解表之品，有表证者当先解表，以防病邪内侵，加重病情。哮因痰起，痰为哮根，痰浊结聚，沉潜不去，留伏肺系，内外相因，寒痰上迫于肺，气道狭窄，通气不利。"欲降肺气，莫如治痰。"据《素问·脏气法时论》"肺苦气上逆，急食苦以泻之"的法则，须治以苦辛去壅，泄满降逆之品。寒饮内停，闭塞肺气，故"咳而上气"。痰饮与肺失通调，脾失健运，肾失蒸化以致水液停聚有关。饮属阴邪，遇寒则聚，得温则散，故治饮当以温药温通振奋阳气，调畅气机之品。脾胃同居中焦，主运化水谷，升清降浊，为气血生化之源。故有"内伤脾胃，百病由生"之说。大枣、生姜和胃健脾，培补中宫，气充血旺。虚则补其母，脾土健则肺金得养，正气足则邪去。

方解：射干味苦平，主咳逆上气，喉痹，咽痛，不得消息，散结气，腹中邪逆，饮食大热。款冬花味辛温，主咳逆上气，善喘，喉痹，寒热邪气。紫菀味苦性温，主咳逆上气，胸中寒热结气。可知本方证当有咽喉疼痛，腹胀胸闷。半夏味辛平，主伤寒寒热，心下坚，下气，咽喉肿痛，胸胀咳逆，与方中细辛、五味子、生姜相伍，温化寒饮。

方歌：喉中咳逆水鸡声，三两干辛款菀行，

　　　　夏味半升枣七粒，姜麻四两破坚城。（《金匮方歌括》）

四、厚朴麻黄汤

组成：厚朴五两，麻黄四两，石膏如鸡子大，杏仁半升，半夏半升，干姜二

两,细辛二两,小麦一升,五味子半升。

用法:上九味,以水一斗二升,先煮小麦熟,去滓,纳诸药,煮取三升,温服一升,日三服。

功用:散饮降逆,止咳平喘。

主治:主治外寒内饮,饮郁化热,肺气郁闭,上逆而致咳喘、汗出身热、胸腹胀满等。

鉴别:厚朴麻黄汤是小青龙加石膏汤的变方,以厚朴、杏仁、小麦易桂枝、芍药、甘草,具有散饮降逆,止咳平喘之功。凡饮邪上迫,兼有郁热,病势有向上向外倾向的肺系疾患,皆可化裁运用。

方解:麻黄、石膏合用,不唯功擅辛凉解表,且祛痰力巨;厚朴、杏仁宽中定喘,辅麻黄、石膏以取麻杏石甘汤之义;干姜、细辛、五味子温肺敛气,功具开合;半夏降逆散气,调理中焦之湿痰;尤妙在小麦一味补正,斡旋其间,相辅相需,以促成健运升降诸多作用。

方歌:杏仁夏味半升量,升(小)麦四麻五朴良,

二两姜辛膏(鸡)蛋大,脉浮咳喘此方当。(《金匮方歌括》)

第二章　临床药学基础

第一节　主要药物功效与主治

　　小青龙汤全方由麻黄、桂枝、半夏、芍药、干姜、细辛、五味子、炙甘草等八味药组成，主治表寒内饮、痰多而稀、舌苔白滑、脉浮紧等症。

一、麻黄

　　麻黄主治外感发热和咳嗽气喘者。

　　"外感发热"，其主治多因脾肺虚寒，一遇寒侵，邪即乘虚而入，影响肺气致闭郁不宣，津液凝聚不布，遂有恶寒发热，头身疼痛，咳喘痰稀的表寒里饮证候。方中麻黄宣肺温散寒邪以消除病因。而且通过宣肺，可使表气开达，水从汗孔而出，里气得通，水从膀胱排出，肺的宣降功能得以恢复，水液代谢正常。故麻黄在此既可以发汗解表，又起到宣肺利水的作用。

　　"咳嗽气喘"，外感风寒可见头痛、发热、身疼、腰痛、骨节疼痛、恶风、无汗而喘者。此由风寒之邪致肺气宣降失常，肺气上逆而喘。另一种原因是肺寒停饮。肺寒停饮，气失宣降，常以咳嗽气喘，吐痰清稀为主证。可宣肺降逆，温肺涤饮。方中用麻黄宣散肺中之郁，配伍半夏燥湿化痰，干姜温运脾阳。

二、桂枝

桂枝主治发热恶风和营卫不和者。

发热或自觉热感,易出汗,甚或自汗、恶风、对寒冷感觉敏感、关节痛。自觉腹部有上冲感或搏动感,动悸,易惊,潮热,失眠。发热大多是低热,或仅仅自觉热感,同时伴有汗出、恶风、怕冷。恶风只对风过敏,在温暖的居室或多加衣服可以缓解。汗出是指自动汗出,虽然天气不炎热,也不运动,也未服用发汗药物依然出汗者。常见腹部皮肤及手心比较湿润。

上冲感:包括头晕、潮热、失眠、多梦、胸腹有气上冲感、脐腹部的搏动感。舌质大多暗淡、暗红,甚至紫暗,但质地柔嫩而润泽。

三、芍药

芍药主治挛急,尤其是脚挛急、腹中急痛、身疼痛。

脚挛急,是张仲景明确的芍药证。《伤寒论》中芍药甘草汤是治疗脚挛急的专方。《朱氏集验方》称芍药甘草汤为去杖汤,用以治疗脚软无力,行走困难。脚挛急,主要表现为下肢肌肉痉挛,特别是腓肠肌痉挛。其急痛,是指疼痛呈痉挛性,有紧缩感,并有阵发性的特点,也是张仲景所谓的"时痛"。胃痉挛、肠痉挛、腓肠肌痉挛、支气管痉挛、脏器平滑肌痉挛、躯干骨骼肌痉挛等导致的疼痛,均属于芍药证。

腹中急痛,为腹痛呈痉挛性、阵发性,其部位在上腹部者,有脐周者,也有下腹部者,或腹痛连及腰背者,或腹痛连及阴部者。

身疼痛,多为腰背酸痛、四肢疼痛,严重的可以导致步履困难,如坐骨神经痛也表现为痉挛性。芍药证多见于一种痉挛性体质,患者易于腹痛,易于便秘,易于肌肉痉挛。其体形胖瘦皆有,但多肌肉坚紧,尤其是腹壁肌肉比较紧张,日本人吉益东洞提出了"腹皮挛急,按之不弛"的腹证。临床上若见肌肉松软者,大便不成形、日行多次而无腹痛者,应慎用芍药。

四、干姜

干姜主治多涎唾而不渴者。

涎唾即涎沫，即唾液及痰涎。多涎唾者，即口内唾液较多，或咳吐痰涎较多，干姜所主的涎唾，多清晰透明，或多泡沫，患者多无口渴感，或虽渴而所饮不多。临床若见此证，其舌苔必白厚或腻，或白滑，舌面若罩一层黏液，可称此种舌为"干姜舌"。干姜证可见于以下情况：①反复服用攻下药物后（凡经误下者，张仲景皆用干姜）；②以腹泻、呕吐为特征的消化道疾病以及伴有的脉微肢冷；③以咳嗽气喘为特征的呼吸道疾病；④腰部冷痛、骨关节疼痛等；⑤部分出血性疾病等。在本方中与细辛、五味子配伍，可治疗过敏性鼻炎、支气管哮喘、支气管炎、肺气肿、肺心病等见咳喘心悸、痰清稀量多起泡沫者。患者体形以瘦弱为宜。

五、细辛

细辛主治恶寒不渴，兼治咳、厥冷、疼痛者。

所谓恶寒，指患者恶寒喜暖，四肢厥冷，患者往往虽夏日而厚衣，或稍受风寒则冷气入骨、全身拘急不适。所谓不渴，指口不干渴，唾液清稀且量多，甚或自觉口内有冷气，唾液咽下也觉冰冷。凡恶寒不渴之人，多精神不振，喜卧懒言，小便清长，脉象或缓或迟。其舌质淡红，舌苔白滑，上罩一层细滑黏液。或咳者，痰液清稀量多，或多泡沫，或有清涕如水；或厥冷者，则四肢冷且痛，遇冷尤剧；或痛者，多为头痛、身痛、腹痛、胸背痛以及咽痛、齿痛、目痛等。细辛证必有水，如痰涕清稀，或舌苔水滑，精神状态较好。本方中配伍干姜、五味子治咳逆上气，其痰液必清稀。

六、五味子

五味子主治肺虚喘咳、口干作渴、自汗盗汗、劳伤羸瘦、梦遗滑精、久泻久痢等。

五味子秉酸收之性,有敛肺保肾之功。因其酸敛,则有凝痰、滞邪、聚火之弊。是故五味子所治之咳,乃肺肾不足、元气耗散之咳,取其固守金水则喘咳自止。若夫外因客邪、内缘停痰火热之类所致之喘哮咳嗽,则五味子避之犹恐不及,是为大忌者也。如若虚实相兼之证,必用五味子时,可与泻实之药同用,相辅而成功。故五味子,每与干姜为伍者,是之故也。其咳证之用五味,必与干姜同用,从无独用者。五味子专于收敛,倘有一毫风寒痰火内外之邪,用之则永远不出而成痼疾。东垣曰:五味子治咳以之为君,但有外邪者,不可聚用,恐闭其邪气,必先发散尔后用之乃良。有痰者,以半夏为伍;喘者阿胶为伍,但分量少不同耳。

七、半夏

半夏主治呕而不渴者,咳喘,咳上气,兼治咽痛、失音、咽喉异物感、咳喘、心下悸等证。

"呕"包括干呕、呕吐、胃反等,但患者大多不渴。所谓的不渴,为口腔无明显干燥感,也没有明显的口渴感,或经常泛吐清稀的唾液或胃内水液,其舌面也可见湿润的黏腻舌苔。相反,如果患者有严重的口渴感,或者舌面干燥无津,虽然有呕吐,也不宜使用半夏。咳喘因外感风寒兼里饮内伏者,方中以半夏配麻黄、干姜、细辛有散寒化饮、降逆平喘之效,与"病痰饮者,当以温药和之"之旨相合。

八、炙甘草

甘草主治羸瘦,兼治咽痛、口舌糜烂、心悸、咳嗽及慢性病的躁、急、痛、逆诸症等。

甘草用于瘦人,《神农本草经》记载甘草能"长肌肉"。《伤寒论》中凡治疗大汗、大下、大吐以及大病以后的许多病症的方剂,大多配合甘草。汗吐下以后,气阴不足,必形瘦肤枯。以羸瘦为主要病症的疾病,如肺结核、慢性肾上腺皮质功能减退症、慢性肝炎、肝硬化、艾滋病等,可大量使用甘草。咽痛,多用甘草。这种咽部的疼痛感,多伴有干燥感、灼热感,局部多充血、红肿。以咽喉、口舌疼痛为特征的疾病,如急性咽喉炎、喉头水肿、口腔黏膜溃疡、白塞综合征等。除口腔黏膜病外,还可用于其他黏膜溃疡,如肛裂、痔疮、尿道刺激等症。咳嗽,也是黏膜刺激症状,甘草同样适用。所以,以咳嗽为主诉的疾病,如急慢性支气管炎、咽喉炎、肺结核等,均可配伍甘草使用。以心动悸为主诉的疾病,如期前收缩、心动过缓、窦房结综合征、心肌炎、心脏瓣膜病、心房颤动等,常配桂枝、茯苓、人参等。杂病多见躁、急、痛、逆诸症。此躁,为情绪不安定,变化无常、烦躁、多动。此急为急迫、挛急、拘急之证。此痛,为一种挛急性、较窄样、紧缩性的疼痛。此逆为吐逆、冲逆、气逆。以上证候的发生,多见于形瘦肤枯、舌淡脉细者。如体胖浮肿、舌苔厚腻者,甘草应慎用,尤其不可过量,否则易于出现胸满、浮肿加重、头昏等。甘草还是古代救治食物中毒或药物中毒的主要药物。甘草用于外科感染性疾病。综上所述,甘草证以体形赢瘦为客观指征,主治病症以干枯性(赢瘦)、痉挛性(肌肉痉挛、绞痛)、刺激性(咽痛、黏膜溃疡)、躁动性(心悸、脏躁)、突发性(中毒、外科感染)为特点。

第二节　小青龙汤的功效与主治

小青龙汤专为表寒实邪兼水饮而设。病证特点为无汗脉紧、喘咳、咳吐清稀白痰甚多、呕逆。追溯病因,乃因风寒阻隔肺卫之气,肺气不利则咳喘;水之上源不通则贮痰甚多;卫气不宣无以作汗,则水液排泄不利。病机虽异,病根则一,均由风寒作祟,水饮内停,故宜辛温峻汗,以驱散风寒邪气。

小青龙汤证的病机为表寒外束,水饮内阻。外束于表的"寒"和内阻于里的"饮"均属于阴邪,故表里均是阴胜于阳。在表,寒邪郁表则可见恶寒、无汗、头身疼痛等症状,阳气虚衰而滞郁于肌表之内,故而发热,但热势不高。在里,阳虚不足以温化布散津液,津液停聚,形成水饮,则出现咳嗽、气喘、咯痰、干呕等各种或然证。由此可见,小青龙汤证所出现的各种表寒里饮证,主要矛盾是阳虚,津液敷布不利而导致阴液凝聚,故《金匮要略》云"病痰饮者,当以温药和之"。

"伤寒表不解,心下有水气",是对外寒里饮小青龙汤证病机的概括。心下原有寒饮之邪内停,即所谓"心下有水气"。水寒射肺,肺失宣降则咳嗽。水饮之邪变动不居,可随三焦气机升降出入,故有众多或然证;水饮不化,津液不滋,则渴,但不欲饮水;水走大肠,清浊不分,则下利;水寒滞气,气机失畅,则噎;水饮内停,气化不利,则小便不利,甚或少腹胀满;寒饮迫肺,肺气上逆,则喘。综上分析诸症,咳喘、渴、噎为上焦证候;干呕为中焦证候;小便不利、少腹满、下利为下焦证候。证候虽多,关键均为"水气"所致。《伤寒来苏集》云"太阳之化,在天为寒,在地为水","心下有水气,是伤脏也"。知其饮聚阳遏,所以治疗当以温化水饮为要。内有水饮,外有表寒,治以小青龙汤外散在表之寒邪,内消心下之水饮,此为发汗蠲饮,表里两治之法。

本方在《伤寒论》中用治太阳伤寒兼里有停饮的咳喘,在《金匮要略》中用治溢饮、支饮及妇人吐涎沫,可知本方治疗病证以里有寒饮,饮邪上迫外溢为其关键。

对于常见呼吸系统疾病的治疗,需要辨证辨病相结合,常配伍以宣肃肺经、利湿化痰、健脾温肾、祛风解痉等药,其运用一方面当遵循"寒饮内停"这一基本病机,另一方面当根据不同疾病的特点、患者体质的区别、疾病的进展趋势以及转归等情况,审症求因,辨证用药灵活加减,才能取得好的疗效。

1. 宣肺理气,调理气机

"肺者,相傅之官,治节出焉"。一身之气的升降出入协调,则全身气机调畅。若肺卫阳虚,客邪侵袭,阳虚痰饮内停,每外感风寒则宿饮引动,肺失肃降而为咳;肺气失于宣肃则喘,气不归根则短气不续。因此在治疗上除驱邪解表、温肺化痰法外,宣肃肺气、调畅气机不可偏废,宣肺可选用蝉蜕、薄荷等轻清之品,轻可宣肺,清能利肺之故;肃肺则紫苏子、白芥子、杏仁等肃降肺气、止咳化痰之品可商。另外,宣发及肃降肺气之药联合应用效果更佳。如麻黄配杏仁,麻黄辛温散寒,宣肺平喘;杏仁味苦性温,功专下气,二者合用,宣降相宜,肺气乃平。临证据病情酌用药对,调畅气机,疗效明显。

2.健脾化痰，肺脾同调

痰饮为患，变幻多端，其或因外感湿邪，内滞于脾，或饮食不节，恣食肥甘厚味，生冷黏滑，以致脾失健运，湿浊内生，困滞脾胃，脾运不健，水谷精微不归正化，聚为痰饮；或素体阳气亏虚，脾阳不振，健运无力，津液失输，停而为饮。若饮停于胸膈，阻碍肺气宣降，以致咳逆倚息，短气不能平卧，则为支饮；或痰饮留伏，结成窠臼，潜伏于内，胶固难化，或有七情调摄失宜，饮食不洁节，或风寒外邪侵及肌表，引动伏痰，导致哮喘发作。可以看出，痰饮是呼吸系统常见病发病的主要病理因素，因此，治疗方面尤须化痰健脾，痰饮化则气道利、气机调畅，脾胃健则痰无以生，水谷精微化生有源，元气旺盛，土旺而金生。临床用药除选用化痰药外，需加用健脾祛湿药。《严氏济生方·痰饮证治》云，人之气道贵乎顺，顺则津液流通，决无痰饮之患，调摄失宜，气道闭塞，水饮停膈，故组方可选用陈皮、枳壳、厚朴、香附、木香等理气药，行气化痰，畅通气机，痰饮化而咳喘之症失。

3.温补肾阳，顾护先天

"邪之所凑，其气必虚。"况久病必致肾气亏虚，肾阳衰惫，肾气亏虚，纳气失职，气短喘促，阳气亏虚，津液气化失常，水饮内停，困滞脾胃，积湿生痰，水饮痰浊上凌心肺，加重肺气之升降失常。如在治疗支气管哮喘及慢性支管炎等呼吸系统常见病需虑其病程较长，病势缠绵，正气内虚，元气耗散，肾不纳气，元气虚脱之忧，用药需酌加温补肾阳、纳气固肾之品，药如紫石英、补骨脂、肉苁蓉、淫羊藿、制附片之类，草木虫石、血肉有情之品，均可量加。肾精充则根本固。

4.祛风利肺，缓急解痉

对于支气管哮喘的治疗，其慢性炎症导致气道高反应性的增加，多数患者有家族过敏史，此类患者其临床表现为接触过敏原后发作，起病快，病情多变，且春秋季节多发，其致病特点具有风邪"善行而数变"的特性，治当宜祛风解痉，药可选用紫苏叶、防风等，蝉蜕、僵蚕、地龙、蜂房等虫类药，功善剔络搜风，临床尤须加用，每收良效。

第三章　源流与方论

第一节　源　流

　　小青龙汤为张仲景所制之方,全方由麻黄、桂枝、细辛、半夏、干姜、五味子、芍药、炙甘草组成,配伍集收散宣降为一体,以期达到解表散寒、温肺化饮的目的,为主治外感表寒、内聚水饮的经典方剂。在用药方面,麻、桂温散表邪,夏、姜、辛温化水饮;佐以白芍监制麻、桂,五味子收敛肺气,组方严谨。徐灵胎因此而称赞此方为"真神剂也"。观其症状表现,在现代医学中与之紧密相关的主要是呼吸系统常见疾病如支气管炎、支气管哮喘等。后世历代医家常用本方温肺化饮、止咳平喘,近代医家更是根据临床实际加减运用于多种疾病之中,因其主治病症之多、适用病种之广、临床疗效之佳,丰富了本方辨治范围。加之其配伍之巧妙、功效之奇特,更增其临证化裁之用途,故历代医家对其推崇备至,然而,其主治、功效中所蕴含的丰富精义,却着实令人深思。因此,各代医家倍加关注,并从不同的角度加以阐述与发挥。近代之后,随着西方医学知识的传入,近代医家结合西医学的知识,或在原先学说的基础上赋予了新的内涵,或自立新说,百家争鸣。现将小青龙汤古今发展论述如下:

　　此方原载于《伤寒论》和《金匮要略》。《伤寒论》第 40 条:"伤寒表不解,心下有水气,干呕发热而咳,或渴,或利,或噎,或小便不利,少腹满,或喘者,小青龙汤主之。"又第 41 条:"伤寒心下有水气,咳而微喘,发热不渴。服汤已渴者,此寒去欲解也。小青龙汤主之。"《金匮要略·痰饮咳嗽病脉证并治第十二》云"病溢饮者,当发其汗,大青龙汤主之。小青龙汤亦主之","咳逆,倚息不得卧,小青龙汤主之";《金匮要略·妇人杂病脉证并治第二十二》曰:"妇人吐涎沫,医反下之,心下即痞,当先治其吐涎沫,小青龙汤主之。"

宋代,在《伤寒论》的基础上,进一步阐述了小青龙汤的适应证是"伤寒表邪不解,水饮内停"而出现的干咳和发热等症,且分析了水饮证形成的机制。宋代许叔微在《伤寒百证歌》中云:"有水须分表和里,安可妄投增病势;干呕微利咳发热,谓表有水青龙谛。"

金代成无己《注解伤寒论》曰:伤寒表不解,心下有水饮,则水寒相搏,肺寒气逆,故干呕发热而咳。金代刘完素亦在《伤寒直格》曰:治伤寒表未罢,心下有水气,表虽未罢,而已有热入于里,佛郁于胃,则饮食水液不能传化宣行,蓄积不散而为此,非里热大实,烦渴引饮过多,停积而为病者;干呕发热而咳,或渴,或利,或噎,或小便不利,少腹满,或喘者,水不能浸润宣散,滋润肠胃脏腑,故热而渴,或噎,或喘,或小腑不利,少腹满而喘也;水液不能宣行,则湿热甚于肠胃,故或利也。

元代,在前代医家的基础上进一步发展了小青龙汤方证。朱丹溪《丹溪心法》曰:小青龙汤,治水气发喘尤捷。提出了水乘肺气,可以使用小青龙汤。

明代,对小青龙汤的功效进行了阐述,小青龙汤具有发散表邪、祛除水饮之功。如李中梓《伤寒括要》曰:主表邪不解,心下有水气……若表不解而心下有水气,为表里两伤,须小青龙祛表里之邪。张介宾《景岳全书》曰:治伤寒表不解,心下有水气,呕哕而咳,发热,或渴,或利,或小水不利,小腹满而喘,并治肺经受寒,咳嗽喘急,宜服此以发散表邪。方有执认为"水气"即为水饮,在《伤寒论条辨》曰:水气,谓饮也。从而明确了水气即水饮,实际确定了小青龙汤主治外有表寒、内有水饮之咳喘证。

清代,对小青龙汤水饮证的认识进一步充实。认为水气即寒水,指出水饮的形成与肺脏关系密切。肺通调水道,布散津液,水饮内停不同部位可产生不同临床症状,表明小青龙汤具有温肺化气行水作用,并且临症运用小青龙汤时见一症即可。如张志聪《伤寒论集注》曰:水气即寒水之气而无形者也……水气逆于心下,故干呕;表不解故发热;水寒上逆故咳;气不化而水不行,故有或渴,或利,或噎,或小便不利,少腹满,或喘诸证;但见一证即是,不必悉具,小青龙汤主之;黄元御在《伤寒悬解》进一步分析道:伤寒表证不解,而水停心下,阻肺胃降路,胃气上逆,而生干呕,肺气上逆而生咳嗽,或火生金燥而为渴,或气阻肺胀而为喘,或浊气上嗳而为噎,或清气下泄而为利,或小便不利而少腹满,凡此皆水气瘀格之故,宜小青龙汤。柯琴《伤寒来苏集》曰:水气者,太阳寒水之气也……心下有水气,是伤脏也;水气在心下则咳,为必然之症,喘为或然之症……但见一证即是,不必悉具。张璐在《伤寒缵论》曰:伤寒表不解……此即前证发迟,而致水饮停蓄也,水寒相抟则伤其肺;人身所积之饮,或上或下,或热或冷,各自不同,而肺为总司,但有一二证见。他提出只要是辨明"水饮",便可使用小青龙汤散邪逐水。徐大椿《伤寒论类方》曰:此方专治水气。盖汗为水类,肺为水源,邪汗未尽,必停于肺胃之间,病属有形,非一味发散所能除,此方无微不到,真神剂也。伤寒表不解,发汗未透。心下有水气,即未出之汗。干呕发热而咳,或渴,或利,或噎,或小便不利,少腹满,或喘者,皆为水停心下症,宜小青龙汤主之。指出小青龙汤可主治水停心下之症。医家吴谦提出使用小青龙汤发汗而利水可治疗杂病之腹胀水肿证。喻嘉言《尚论篇》曰:风寒不解,心下有水气,水即饮也,水寒相搏,必伤其肺,或为多证者,人身所积之饮,或上,或下,或中,或热,或冷,各不相同,指出了水饮有不同的症状。汪昂《医方集解》曰:发热恶寒、头痛身痛皆属太阳表证,仲景书中,凡有里证兼表证者则以"表不解"三字概之,内有水饮则水寒相搏,水留胃中,故干呕而噎;水寒射肺故咳而喘,水停则气不化津不生故渴,水渍肠间故下利,水蓄三焦则小便不利而少腹满。进一步阐述了水停三焦所产生的不同症状。

　　从历代医家对小青龙汤的论述可知,小青龙汤虽然具有解表散寒、温化水饮之功,用于"水饮内停"之证;但仲景方以证立,是方重在涤饮,是证自当以饮证为主。小青龙汤更多针对的是内有水饮,对于是否表有寒症并不重视。陈亦人曾言:徐灵胎明确提出此方专冶水气,尤有见地;刘渡舟亦说:小青龙汤是温化寒饮名方,但其主要作用在于蠲除内饮。因此,《金匮要略》用其治疗溢饮、支饮,咳逆倚息不得卧。目前临床已将该方应用于呼吸系统、循环系统、消化系统等有水饮或痰饮内停之证的治疗。

近代医家曹颖甫曰：痰饮之源，始于水气，水气之病，则起于伤寒。使寒凝皮毛，早服麻黄汤，发汗之后，表气当从汗孔散出。唯其失时不治，寒水凝结不出，因与脾脏之湿，合并而成饮。水气在胃口之上，胃不能受，则为干呕、为咳、为喘……他认为外感寒邪，治疗不及时，寒邪化而成饮，加之脾脏湿阻，停滞中焦导致胃气不能顺降反上逆出现各种症状。日本医家矢数道明提出：胃内停水者，又患外感表证与胃内停水互结而引起诸种症状。即干呕为内停水。由表热内扰引起上逆；喘咳为表热与停水侵犯呼吸系统；下利为水饮下行之故噎为咽下之物与上迫之水饮发生冲突；小便不利为停饮上行，不下降所际；又少腹胀满，为停饮聚于少腹所发。李显忠认为小青龙汤乃因内有水饮，感寒而发，针对水饮犯上、中、下三焦疾病，不同表现，均可使用。武跃华认为慢性心力衰竭本属"水饮内停、留而不去之体"，如果因为外感而引动伏饮，水饮上犯凌心射肺而出现"喘、咳、心动悸、不得卧"等症，治疗上应首选小青龙汤。近代医家张锡纯认为小青龙汤诸多或然症状，皆为水气停滞的表现，他在《医学衷中参西录》曰：水散为气，气可复凝为水；心下不曰停水，而曰有水气，此乃饮水所化之留饮，形似水而有黏滞之性，又与外感相互胶漆，是以有以下种种诸病也；干呕者，水气黏滞于胃口也；发热者，水气变成寒饮，迫心肺之阳外越也；咳者，水气浸入肺中也；渴者，水气不能化津液上潮也；利者，水气溜入大肠作泻也；噎者，水气变成寒痰梗塞咽喉也；小便不利、少腹满者，水气凝结膨胀于下焦也；喘者，肺中分细管皆为水气所弥漫也。又提出有血证者，最忌桂枝，不甚忌麻黄，再加石膏服之可愈。

现代医家刘渡舟亦认为水邪变动不居，可随气机升降到处为患。故小青龙汤证的或见证特别多，他提出：如水饮走肠道则下利；蓄于膀胱，气化失职，则小便不利、少腹满；水寒壅滞于上，阻碍气机则噎；水饮内停，气不化津，则口渴；此均可使用小青龙汤治疗。熊曼琪认为：小青龙汤关键在于温化，水气内停而成悬饮，得小青龙汤温肺化饮为主，诊时虽无明显外寒，用之亦效。李雅琴认为咳喘是小青龙汤的主证之一，但见一证即是，不必悉具，故见水饮、咳喘、痰白而稀，凡属寒饮内伏、水寒上射肺系所致咳喘者，皆可使用。梁健春认为：结核性渗出性胸膜炎为中医学"悬饮"范畴，其临床表现为胸痛、胸闷、气促、咳嗽等症状，皆因胸腔积液，引起肺失肃降，水化不利所致,小青龙汤加减治疗,对消除胸水效果好,尤其对伴有畏寒发热者更佳。

随着医学的进一步发展,近现代医家对小青龙汤的进一步认识理解和发挥,小青龙汤已经应用到全身多系统疾病的治疗。比如王新昌提出:小青龙汤温阳散寒化饮,中阳得温,湿邪得化,气机通利,清升浊降,腹胀自消,故本方配合宽中理气之品,对以腹胀为主要临床表现的慢性胃炎有较好疗效。蓝少敏认为脾失健运,肺失宣降,以致痰浊内生,利用小青龙汤散寒祛湿化饮,治疗经久不愈的痰湿头痛效果满意。刘传法认为卡他性中耳炎多因上感、变态反应、外界气压急剧改变,致使咽鼓管的通气及排液障碍引起,属于中医的"痰饮、水饮"之属;他利用小青龙汤治疗卡他性中耳炎取得满意效果。谈华南认为慢性溃疡性结肠炎乃感受风寒之邪后,风、寒等蛰伏体内,伏邪损伤阳气,阳不化液,积而成饮,饮留肠胃;治疗当采用散寒祛风、温阳化饮、透邪外出法;临床应用小青龙汤加味治疗腹泻型慢性溃疡性结肠炎取得满意疗效。杨淑芳临床上抓住辨证要点"水",痰量多而容易咳出,其痰清稀带沫、流口水,流眼泪,皆属本方的着眼点;应用小青龙汤治疗急性肾炎(溢饮症),迎风流泪等外寒里饮所致病症,效果满意。黄景在水饮基础上,进一步提出湿之与饮异名同类,故可使用小青龙汤治寒湿痹痛证。

第二节　古代医家方论

方有执

夫风寒之表不解,桂枝、麻黄、甘草所以解之。水寒之相搏,干姜、半夏、细辛所以散之。然水寒欲散而肺欲收,芍药、五味子者,酸以收肺气之逆也。然则是汤也,乃直易于散水寒也。其尤龙之不难于翻江倒海之谓欤。(《伤寒论条辨》)

吴　昆

表不解者,头痛、发热、身疼尚在也。伤寒曾渴,饮水过多,故心下有水气;有声无物,谓之干呕,名曰水气,则有形之水已散,但无形之气仍在耳,故无物可吐而但有声;或咳,或噫,或喘,皆水寒射肺故也。青龙者,东方木神,主发育万物,二方以发散为义,故名之。麻黄、桂枝、甘草发表邪也,半夏、细辛、干姜散水气也,芍药所以和阴血,五味子所以收肺气。(《医方考》)

喻嘉言

风寒不解,心下有水气,水即饮也,水寒相搏,必伤其肺,或为多证者,人身所积之饮,或上,或下,或中,或热,或冷,各不相同,两肺同为总司,但有一二证见,即水逆之应也。于散风寒、涤水饮药中,加五味子之酸,以收肺气之逆,干姜之辛,以泻肺气之满,名曰小青龙汤,盖取其翻波逐浪以归江海,不欲其与云升天,而为淫雨之意也。后人谓小青龙汤为发汗之轻剂,毋乃昧其旨乎?(《尚论篇》)

柯琴

此于桂枝汤去大枣之泥,加麻黄以开玄府,细辛逐水气,半夏除呕,五味子、干姜以除咳也。以干姜易生姜者,生姜之味气不如干姜之猛烈,其大温足以逐心下之水,苦辛可以解五味之酸。且发表既有麻黄、细辛之直锐,更不藉生姜之横散矣。若渴者,是心液不足,故去半夏之燥热,加瓜蒌根之生津,若微利与噫,小便不利与喘者,病机偏于向里,故去麻黄之发表,加附子以除噫,荛花、茯苓以利水,杏仁以定喘耳。两青龙俱两解表里法,大青龙治里热,小青龙治里寒,故发表之药同,而治里之药殊也。此与五苓,同为治表不解而心下有水气,在五苓治水蓄而不行,故大利其水而微发其汗,是为水郁折之也。本方治水之动而不居,故备举辛温以散水,并用酸苦以安肺,培其化源也。(《伤寒附翼》)

汪琥

伤寒表不解发热,其人风寒之邪正盛,止因咳呕气逆,而汤中既用芍药之酸以收之,复用五味子半升以敛之,今医稍知药性者,例不敢用,仲景于当日独用之,何也?或云五味子宜用南产黄色者,取其味辛多而酸少也,斯言亦近乎理。(《伤寒论辩证广注》)

赵以德

溢饮之证,《金匮》云当发其汗,小青龙汤治之。盖水饮溢出于表,营卫尽为之不利,必仿伤寒营卫两伤之法,发汗以散其水,而后营卫行,经脉通,则四肢之水亦消,必以小青龙为第一义也。(《古今名医方论》)

尤在泾

大青龙合麻桂而加石膏,能发邪气除烦躁,小青龙无石膏,有半夏、干姜、芍药、细辛、五味能散寒邪行水饮,而通谓之青龙者,以其有发汗蠲饮之功,如龙之布雨而行水也。夫热闭于经,而不用石膏,汗为热隔,宁有能发之者乎?饮伏于内,而不用姜、夏,寒与饮搏,宁有能散之者乎。芍药、五味不特收逆气而安肺气,抑以制麻、桂、姜、辛之势,使不相惊而相就,以成内外协济之功耳。(《伤寒贯珠集》)

王子接

小青龙汤,治太阳表里俱寒,方义迥异于大青龙之治里热也。盖水寒上逆,即涉少阴,肾虚不得已而发表,岂可不相缩照,独泄卫气,立铲孤阳之根乎?故于麻、桂二汤内,不但留芍药之收,拘其散表之猛,再复干姜、五味摄太阳之气,监制其逆;细辛、半夏辛滑香幽,导纲药深入少阴,温散水寒,从阴出阳。推测全方,是不欲发汗之意,推原神妙,亦在乎阳剂而以敛阴为用,偶方小制,故称之曰小青龙。(《绛雪园古方选注》)

黄元御

伤寒表证不解,而水停心下,阻肺胃降路,胃气上逆而生干呕,肺气上逆而生咳嗽,或火升金燥而为渴,或气阻肺胀而为喘,或浊气上嗳而为噫,或清气下泄而为利,或小便不利而少腹满急,凡此皆水气瘀格之故,宜小青龙汤。甘草培其中气,麻、桂发其营卫,芍药清其风木,半夏降逆而止呕,五味、细辛、干姜降逆而止咳也。(《伤寒悬解》)

喻嘉言

桂枝、麻黄汤无大小,而青龙汤有大小者,以桂枝、麻黄之变法多,大青龙汤之变法,不过于麻、桂二汤之内施其化裁……又立小青龙汤一法,散邪之功兼乎涤饮,取义山泽小龙,养成头角,乘雷雨而翻江搅海,直奔龙门之义,用以代大青龙而擅江河行水之力,立法成大备也……昌昔谓膀胱之气化大行,地气不升,则天气常朗,其偶受外感,则仲景之小青龙一方,与大士水月光中、大圆镜智无以异也。盖无形之感，挟有形之痰，互为胶漆，其当胸窟宅，适在太阳经位，惟于麻、桂方中，倍加半夏、五味以涤饮而收阴，加干姜、细辛以散结而分邪，合而用之，令药力适在痰邪绾结之处，攻击片时，则无形之感从肌肤出，有形之痰从水道出，顷刻分解无余，而膺胸空旷。《尚论篇》

徐大椿

此方专治水气。盖汗为水类，肺为水源，邪汗未尽，必停于肺胃之间，病属有形，非一味发散所能除，此方无微不到，真神剂也。（《徐洄溪古方新解》）

莫文泉

古经方必有主药，无之者小青龙是也。何以言之？方中麻、芍、姜、辛、桂、甘各三两，味、夏各半升。考古半升，约古分亦三两。仲景每以半夏半升配生姜三两，五味半升配生姜三两，此方正其例也。八味轻重同则不相统，故曰无主药。或谓麻黄先煎即是主药，岂知麻黄以有沫当去，不得不先煎，与先煎泽漆、先煎大黄有别。特以肺为水源，以此疏其壅塞耳！且本方加减法云：去麻黄者四，麻黄在可去之例，岂主药乎？匪特麻黄非主药也，即桂枝亦不过因表不解发热而用之，其与芍药、甘草同用，全乎桂枝汤矣。桂枝即非主药，芍药、甘草更可知已，又何论半夏乎？此方本从桂枝来，而其义则在干姜、五味、细辛三味。本论于柴胡汤，四逆散方下云：咳者，加干姜、五味子、细辛，即此方主治之义。柴胡汤方下又云：咳者，去人参、生姜、大枣，加五味子、干姜，即此方用桂枝汤，所以必去枣、姜之义。然则小青龙为治饮家咳之方，故凡用干姜、五味子，而与若桂、若麻并施者，皆自此出。如《金匮》厚朴麻黄汤、射干麻黄汤、苓桂五味甘草姜辛汤、苓桂五味甘草姜辛半夏汤、苓桂五味甘草姜辛半夏杏仁汤、苓桂五味甘草姜辛半夏杏仁大黄汤六方是也。（《研经言》）

钱天来

既见微利，则知水气下走，当因其势而导使下泄。去麻黄者，恐内外两亡津液也。此说亦通，然表寒重而全未解者，尚当斟酌，若竟去麻黄而留芍药、五味之酸收，其如伤寒表不解何……夫渴虽一症而各经不同……此条或渴之症，乃水寒在胃，下焦之气液不得上腾而为涕唾，故渴，心下既有水气，岂可亦以瓜蒌根为生津而用之邪？若未以为然，观下文服汤已而渴，为寒去欲解,则知不必以撤热生津为治矣……噎者,心下有水气而胃气不通也,所谓水寒相搏,其人必饲,噎与饲同。盖呃逆也……此水寒相搏,故加附子以温散之,若寒甚而阳气虚者,去麻黄不使汗泄其虚阳亦可……小便不利而少腹满者,为下焦无火,不能化气而出也。真阳不足,去麻黄而不使汗泄,则可矣。茯苓不过味淡,渗泄而已,岂能助下焦气化之功哉……喘为肺气逆满之症,加杏仁以助麻黄利肺气可也,若加杏仁而去麻黄,施之于表不解之伤寒,恐未切当。若肺虚而喘,则又宜补不宜泻,非惟麻黄当去,并杏仁亦不可加矣。(《伤寒溯源集·太阳下篇》)

吴　谦

太阳停饮有二,一中风有汗为表虚,五苓散证也;一伤寒无汗为表实,小青龙汤证也。表实无汗,故合麻桂二方以解外。去大枣者,以其性滞也。去杏仁者,以其无喘也,有喘者仍加之。去生姜者,以有干姜也;若呕者,仍用之,佐干姜、细辛,极温极散,使寒与水俱得从汗而解。佐半夏逐痰饮,以清不尽之饮,佐五味以收肺气,以敛耗伤之气。若渴者去半夏加花粉,避燥以生津也。若微利与噎,小便不利,少腹满,俱去麻黄,远表而就里也。加附子以散寒,则噎可止。加茯苓以利水,则微利少腹满可除矣。此方与越婢汤同治水饮溢于表,而为腹胀水肿,宜发汗外解者,无不随手而消。越婢治有热者,故方中君以石膏,以散阳水也。小青龙治有寒者,故方中佐以姜、桂以散阴水也。(《医宗金鉴》)

第三节　现代医家方论

刘渡舟

临床使用小青龙汤的过程中应该从色、舌、脉、痰、咳、喘等六个辨证要点着手,以上六点是正确使用小青龙汤的客观依据,但并不是所有患者都必须完全具备,只要有一或两个主证无误,就可以使用小青龙汤治疗。若寒饮有化热趋势,且出现烦躁证者,可在本方中加生石膏,即小青龙加石膏汤。本方只要辨证准确,临床用之多有效,但不宜久服。本方药味峻厉,发散力强,如果因其有效而过服,或因辨证不明而误服,则恐有伤阴动血之弊,故对某些心脏疾患引起的咳喘以及肺结核等传染病,应当慎用。

周仲瑛

在临床尚于应用经方治疗各科疾病,小青龙汤是其常用方之一,尤其在肺系疾病的诊治过程中。周仲瑛在多年行医过程中,总结其自身经验并结合现代医学的疾病特点,将咳喘分为风寒外束,痰热内蕴证;外寒内饮,痰浊阻肺证;脾肾阳虚,痰浊蕴肺证;痰热蕴肺,肺肾阴伤证;痰浊伏肺,肺、脾、肾俱虚证等五个证型,其中小青龙汤主治外寒内饮,痰浊阻肺证。此证型临床常见于慢性支气管炎、支气管哮喘、肺气肿、心源性哮喘等急性发作期。辨证要点包括:咳喘气急,喉中痰鸣辘辘,痰多色白质稀夹有泡沫,形寒微热,口不渴。苔白腻或白滑,脉弦滑或沉弦。治宜解表散寒,温化寒饮。方用小青龙汤加减,临证亦可酌情配伍三子养亲汤合二陈汤等以止咳化痰平喘。常用方药:炙麻黄5g,桂枝3～10g,白芍药10g,细辛1.5～5g,干姜3～9g,五味子5g,姜半夏10g,炒紫苏子10g,炙白前6g,桔梗5g,鼠曲草10～15g,炙甘草3g。寒热已解,但仍有咳而气急,痰鸣量多,苔浊腻者,去五味子,加白芥子、莱菔子、紫菀、泽泻;咽痒,咯痰黏白,喷嚏较多者,加炙僵蚕;冷热调节功能差,易由感冒引发者,加生黄芪、生白术、防风、陈皮;痰白量少,苔淡黄,脉小弦滑者,加党参、焦白术。周仲瑛认为,咳喘病初起,风寒外束,肺气宣降不利,当以宣肺为先,麻黄功能解表散寒、宣肺平喘,为必用之药,除治用小青龙汤发散风寒、温化寒饮之外,伍以紫苏子、白前降气止嗽,药证相符,方能迅速起效。

梅国强

其辨治咳喘,认为外寒内饮之咳喘,尚有小青龙汤证。此证与射干麻黄汤证相比,外寒内饮,均较前者为重。若恶寒发热、头痛、身痛、无汗等,说明外寒较重;咳喘较重,痰不易出,说明内饮亦重。小青龙汤以麻黄配桂枝、细辛,则温散发汗之力强;射干麻黄汤以麻黄配细辛、生姜,则温散发汗之力较弱。小青龙汤以细辛、干姜、五味子、甘草为伍,则温化寒饮之力强;射干麻黄汤以射干、细辛、紫菀、款冬花、五味子为伍,则温化水饮之力略逊。观此二证,轻重有别;观此二方,强弱有别,会其意用之即可。小青龙汤证,若在触冒风寒,表证明显者,则多有发热,否则亦可不发热,故梅中强教授认为,若辨准外寒内饮之病机,不论发热与否,恒可用之。本方既可治咳、治喘,亦可治咳喘相兼之病。梅国强教授认为,临床上外寒内饮不过十之一二,外寒内饮化热之咳喘常占十之八九。若有烦热口干,痰黄、绿黏稠。舌暗红(绛)、苔微黄,脉滑数等,但见一二症,便为化热之征,须加生石膏清之,即小青龙加石膏汤。但梅国强教授认为,石膏毕竟为质重之品,不符合"非轻不举"之意,且有寒凉伤胃之嫌,不利化饮,还因许多药店常不备生石膏,或以熟石膏代之,影响疗效,故常用黄芩、鱼腥草、白英等轻清之品代替石膏。

何绍奇

"伤寒表不解"即表明患者有恶寒、发热、无汗等一系列麻黄汤类症;水饮停于内,津液不化,水气内生,水气凌射于肺则有咳嗽、喘憋等症;留胃则噎、干呕;饮阻气化,津失宣布则为渴;水饮内停,气化失宣则饮不从其道,表现为小便不利、少腹满,泄泻下利。由此可知小青龙汤证为外触寒邪,内停水饮,内外合邪之证。

李培生

小青龙用麻、桂、芍、草,解肌表,和营卫,以辛散外寒;姜、辛、夏、五味,散水气,宣气道,以温化里饮。是表里双解之剂。其用干姜,正与《内经》"脾气散精,上归于肺"(《素问·经脉别论》)之旨相符。盖脾为生痰之源,肺为贮痰之器。脾气失其健运之常,则易滋生痰饮,痰饮上逆,则为咳喘,为呕逆。若得中气健运,寒饮自化。干姜是温中药,亦即(《金匮要略·痰饮咳嗽病脉证并治》)"病痰饮者,当以温药和之"是也。外感咳喘,多忌五味子、白芍等酸敛止涩之品,此则与麻、桂、细辛等温宣药同用,正使药力不纯然外散,而欲取其内宣之功。与单纯用酸收止咳之义,又有不同。可见经方用药配伍之妙。其小青龙汤加减法,疑为后人所补,与仲景用药之准则,似不甚

合。(《柯氏伤寒论附翼笺正》)

顾武军

不能把表证不解作为应用小青龙汤辨证施治时的着眼点,而是要抓住寒饮内伏这一主要病机,其认为小青龙汤证虽然可以治疗兼夹有表证不解的疾病,但必须是在寒饮内伏的前提下才可以获得好的效果。

刘爱民

小青龙汤集麻黄、桂枝、干姜、细辛多种温散之品于一方,又伍以化痰降逆、收敛等药,故具有散饮解表、宣肺平喘之功。方以麻、桂宣肺散寒平喘;桂枝得芍药而调和营卫;细辛、干姜、半夏温通蠲饮,降逆化痰,即所谓"病痰饮者,当以温药和之";五味子、芍药酸以敛肺,以防宣散太过;炙甘草和中益肺。全方宣敛结合、温降并举,虽为表里双解之剂,但以散寒饮为主,发表次之。适用于无论有无表邪,因饮而致的喘咳、呕吐、下利、小便不利等证。

傅元谋

临床使用小青龙汤的诊断要点是水饮证和舌象,而其中最重要的是观涎唾与看舌象。水饮证的 4 个特点中,只要具备其中任何一个,即可用小青龙汤治疗:①水停心下见背冷如掌大;②心下满并有水动的状态;③心下悸,脐下悸;④吐涎唾,其特点为:稀、白(灰、绿、黄)、咸、寒。小青龙汤的舌体特征为:舌胖大、边有齿痕,舌体淡白或暗;而舌苔特征为:白苔,或见灰白湿润苔,或绿苔、腐苔、腻苔、滑苔。

牛沛然

小青龙汤重用细辛,方中细辛一药,与五味子配伍有开有合,散中有敛之功,尤为重要。临床凡遇哮喘属寒饮者,选用小青龙汤重用细辛,疗效甚捷。细辛煎汤服用 12～15g,甚至服用 1 月之久,亦未见任何不良反应,世医拘泥于"细辛不过钱"之说,关键在于忽视了《本草纲目》中指出的"单用末"三字,故研末吞服,必须注意用量,不可过大,以免中毒。细辛味辛性温,外可宣散风寒,内可祛除阴冷,又可止咳化饮,治外感风寒,常配麻黄;治阴寒内盛,常伍附子;治寒邪伏肺,常合干姜、五味子。只要辨证明确,用药得当,都能取得药到病除之验,然亦有因药轻不至病所而未能收效。

蓝少敏

麻黄宣肺行水湿,配桂枝以温阳化气,助麻黄以行水涤饮,调和营卫;干姜温肺脾之寒,使脾能散精上归于肺,肺能通调水道,下输膀胱,则水液能在体内运行,不能停蓄经窍为患;用细辛之辛温芳香散寒祛痰,通窍止痛,配五味子则散中有收,以防肺气耗散太过;干姜、细辛、半夏同用,温中蠲饮化痰,相须为用,相得益彰;白芍和营缓解止痛,以甘草之甘调和诸药,即《黄帝内经》所谓"以辛散之,以甘缓之,以酸收之"之意。全方合用,则脾肺得温,痰湿得化,经窍得通,则痰湿头痛乃愈。

黄 素

湿之与饮异名同类,故可借用小青龙汤治寒湿痹。方中麻、桂善于温经通脉,宣化寒湿;桂枝与白芍相配又能调营卫,和阴阳;半夏化经络之痰湿,夏、芍相配则痰瘀并治;更有细辛温化痰湿,生姜发散寒邪,干姜温中州以达四肢,其寒湿之邪何处存留?故罹寒湿痹证者,得是方之治自能痊愈也。

矢数道明

胃内停水者,又患外感表证与胃内停水相互交结而引起诸种症状,即干呕为内停水。由表热内扰引起上逆;喘咳为表热与停水侵犯呼吸系统;下利为水饮下行之故,噎为咽下之物与上迫之水饮发生冲突;小便不利为停饮上行,不下降所致;又少腹胀满,为停饮聚于少腹所发。据此,麻黄与桂枝解表,桂枝抑制水气上冲,麻黄又能治喘咳;细辛、干姜、半夏消逐胃内停饮;芍药、五味子收敛肺气以止咳;甘草调和诸药,使上冲之气平息。全方配伍平谨稳妥,具有消逐心下水饮,降逆气,解表邪作用。

高福寿

用于麻疹误治,冰伏遏制,表邪不解,疹郁不透,麻、桂、辛、姜辛温宣透,舒展气机,以化凉遏;半夏开宣解郁;赤芍敛阴和营;甘草和中;少用五味子即可滋其肝源,亦可防麻桂汗之太过;加杏仁助麻黄宣泄透疹。全方达表开疹、透毒邪外出之功,故投之疹出向愈。

熊曼琪等

小青龙汤主要用于"外寒内饮"。当中麻、桂发汗解表,桂、芍调和营卫,故可治外寒;干姜、细辛、半夏温肺化饮,配伍五味子酸敛收涩,是散中有收,以防肺气耗损太过。外邪解,内饮化,肺气宣,咳喘自平,关键在于温化。水气内停而成悬饮,得小青龙汤温肺化饮为主,诊时虽无明显外寒表现,用之亦效。可见本方应用广泛。

梁健春等

结核性渗出性胸膜炎为中医学"悬饮"范畴,其临床表现为胸痛、胸闷、气促、咳嗽等症状,皆因胸腔积液,引起肺失肃降,水化不利所致,小青龙汤加减治疗,对消除胸水疗效好,尤其对伴有畏寒、发热的患者更为适宜。

吴以岭等

小青龙汤加减规律,《金匮要略》以病分篇,全书似无序贯,然而却针对疾病的病机变化及发展过程,制有基础方,并随其兼证、变证加减而成散方。如痰饮咳嗽因阳虚气化不利,饮邪停聚,浸渍肺窍而见咳嗽、咳痰稀白、苔滑、脉弦诸症,治遵"病痰饮者,当以温药和之"之宗旨,以温肺化饮、解表平喘之小青龙汤为基础方,尤以干姜、细辛、五味子三药为主药,灵活加减变化。饮邪挟热,则入石膏而成小青龙加石膏汤,温饮清热,并行不悖;咳而上气,喉中水鸡声,乃寒饮郁肺,肺气失宣,痰凝其气,气触其痰,搏击气道,则以小青龙汤加减桂枝之热、芍药之收、甘草之缓,加入射干、紫菀、冬花等,增强宣肺祛痰之力而为射干麻黄汤;若咳而脉浮,胸满气急,为饮邪上迫,肺气郁闭,则小青龙汤去桂枝、甘草、芍药加厚朴利气除满,石膏辛寒清热,小麦清心安胃而为厚朴麻黄汤。又如《金匮要略·痰饮咳嗽病脉证并治》用小青龙汤治咳逆喘息不得卧,下举随证五变,皆以干姜、细辛、五味子为始终不易之主药,平寒气冲逆加桂枝,降饮邪呕逆纳半夏,卫郁肺壅形肿,顾及血虚不用麻黄则入杏仁,胃热上冲面热如醉用大黄。随证化裁,主辅分明,层次井然,终不离"温药和之"之绳墨。故陈修园说:《金匮要略》治痰饮咳嗽,不外小青龙汤加减,方中诸味,皆可去取,唯细辛、干姜、五味不肯轻去,即面热如醉,加大黄以清胃热,及加石膏、杏仁之类,总不去此二味。学者不可不深思其故也。

黄先善

小青龙汤之应用,寒胜阳虚,痰饮内停是根本,圆机活法,重在加减。治疗慢性支气管炎急性发作期,需要根据寒热盛衰、虚实深浅进行加减。通过临床观察,未发现"拔肾根"之虞。认为如"拔肾根"主要是肾亏,又误用或多用麻黄所致。那么遇到肾虚的病人,可加鹅管石、淫羊藿之类补肾纳气以预防之;并将生麻黄改为炙麻黄,以削其发散之性,取其宣肺平喘之功;方中芍药、五味子、甘草酸甘收敛,可防变端。现代药理研究发现,小青龙汤不同组合的煎剂对豚鼠离体气管平滑肌有不同程度的松弛作用。在发挥抗炎、抗过敏作用的同时,具有双向免疫调节作用,故小青龙汤对慢性支气管炎的治疗作用是肯定的。

唐 凯

风寒挟饮,郁热内闭,致肺失肃降,用小青龙汤方,又伍以化痰降逆、收敛等药,故具有散饮解表、宣肺平喘之功。方以麻、桂宣肺散寒平喘;桂枝得芍药而调和营卫;干姜、细辛、半夏温通蠲饮、降逆化痰,即"病痰饮者,当以温药和之";五味子、芍药酸以敛肺,以防宣散太过;炙甘草和中益肺。全方宣散结合、温降并举,虽为表里双解之剂,但以散寒饮为主,发表次之,适用于无论有表无表,因饮而致得喘咳、呕吐、下利、小便不利等症。

文小敏

小青龙汤治外寒内饮咳喘,其病机是因脾阳不振,水饮内停,复感外寒,出现外寒引动内饮而致诸症。方中细辛辛温芳香走窜,气盛味烈,既能"主咳逆上气",又善祛"水中之寒",且能入肾经,与麻黄配伍治疗外寒内饮是非常有利的,干姜温脾肾以散中上焦之寒,为治本之品。半夏燥湿化痰,麻黄、桂枝、细辛、干姜、半夏五药通过温散、温化和降逆,而使肺脾气机正常运化,促进水道之津液正常敷布。此外,根据气血关系,选芍药入血分,与桂枝协同,调理营卫。通过药物整体配伍提高疗效,而复入五味子乃又顾护津气之功,温不伤阴,散不伤气,体现了中医学的整体观思想。

李文瑞

本方证为风寒外束,水饮内停或溢饮,即伤寒兼水饮,"伤寒表不解,心下有水气"是也。伤寒表不解,见症恶寒发热,无汗,身疼痛等太阳伤寒表证存在;心下有水气,为素有水气之故,水饮内停犯胃,或上射于肺。方中麻黄、桂枝配伍,发汗解表,止咳定喘,且麻黄可利水气,干姜、细辛温肺化饮,干姜且温中,使脾之精微,上输于肺,通调水道以利水行;半夏苦温入肺、脾二经,燥湿化痰,调饮降浊;五味子酸敛,与上述发散之品相配,一收一散互相制约;全方共奏散寒解表,温肺化饮之功。

王有鹏

因北方气候严寒,冬季漫长,以寒邪居多,小儿易感寒邪而发病。此外,北方寒地室内外温差大,冷热的巨大反差致使寒地小儿腠理致密,加之冬季腠理本就常闭,玄府不开,肺失宣降,故上窍不开,下窍无泄,津液化为汗的作用失调,水液代谢障碍,停积体内而形成水饮。又因小儿肺脏尤娇,脾常不足,故北方冬季出生的孩子,则更易受到寒邪的侵袭。由此可见,北方寒冷地区,外寒里饮的特点尤为明显,十分符合小青龙汤证外寒内饮的病机特点,根据"因地制宜"之旨,故应扩展小青龙汤在北方地区的应用。

丁培植

日本有不少报道表明小青龙汤对小儿支气管哮喘有一定疗效,小青龙汤在针对支气管哮喘各个发病环节上发挥着不同的作用。其中甘草具有抗炎、抗过敏作用;桂枝、麻黄作为抗补体剂,可阻断抗原抗体的结合;细辛、干姜有抗组织胺及乙酰胆碱的作用;麻黄有抗 5 - 羟色胺的作用;麻黄、桂枝、半夏、芍药、细辛、干姜具有扩张气管的作用;甘草、干姜可促进黏膜排泌功能;芍药、五味子、细辛可作为祛痰剂。竹内良夫报道方中麻黄、桂枝、细辛有抑制肥大细胞脱颗粒游离出化学介质的作用;麻黄、干姜、五味子能拮抗化学介质引起的炎症反应;甘草、五味子能抑制皮内过敏反应;甘草不仅具有中枢性镇咳作用,而且通过改善肺循环、纠正细胞内脱水发挥止咳作用。本方含有的麻黄素是 β - 肾上腺素能受体兴奋剂。甲贺正聪认为支气管哮喘是一种非生理性水分在支气管内滞留所致的"水毒",本方中的半夏、干姜、细辛等可排出在支气管内滞留的水分。饭仓洋治进行的动物试验表明,小青龙汤的依赖剂量可使豚鼠的气管平滑肌松弛。小鼠实验:给予本方治疗组的皮肤过敏反应的抑制作用较对照组明显得多……麻黄、桂枝以祛除在表之风寒,细辛、干姜、半夏蠲除内停之水饮。此三药辛热而燥,伤津耗液,用甘寒滋阴之品辅佐又助湿碍饮,故用五味子酸敛生津,芍药酸涩敛阴。陈修园谓"干姜、细辛、五味子三药一开一阖一枢",巧妙配合,使辛开与酸敛之药相互制约,而发挥其相辅相成的作用。

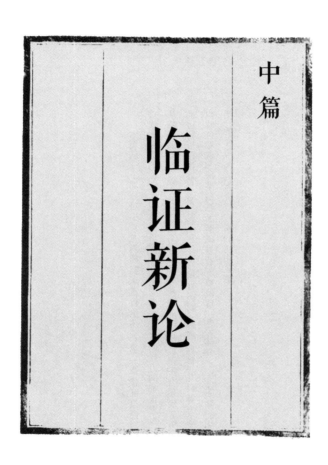

中篇

临证新论

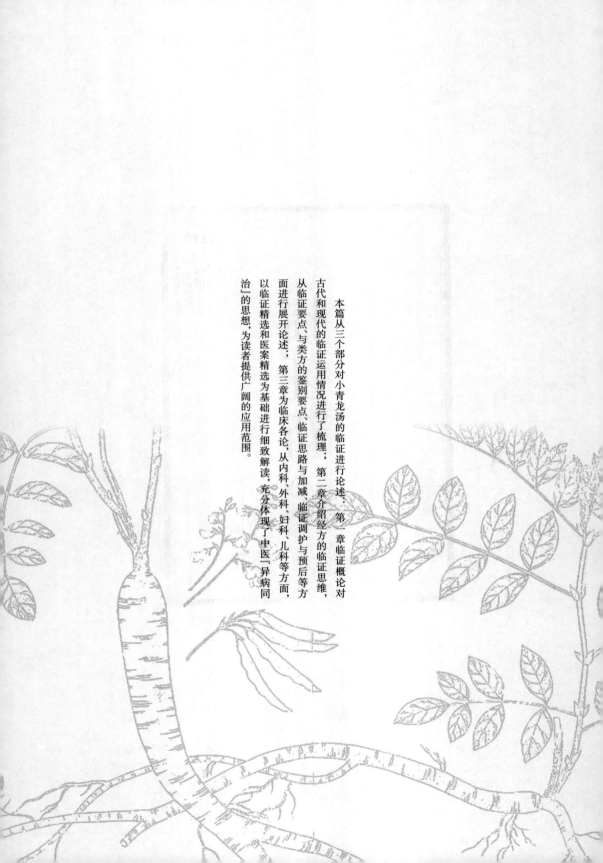

本篇从三个部分对小青龙汤的临证进行论述：第一章临证概论对古代和现代的临证运用情况进行了梳理；第二章介绍经方的临证思维，从临证要点、与类方的鉴别要点、临证思路与加减、临证调护与预后等方面进行展开论述；第三章为临床各论，从内科、外科、妇科、儿科等方面，以临证精选和医案精选为基础进行细致解读，充分体现了中医『异病同治』的思想，为读者提供广阔的应用范围。

第一章　小青龙汤方临证概论

第一节　古代临证回顾

　　小青龙汤在《伤寒论》中用于治疗表寒兼水饮内停证。在《金匮要略》中用于治疗溢饮,咳逆倚息不得卧;并治妇人吐涎沫,医反下之,心下既痞。在《医学衷中参西录》中用于治疗有血证者。在《丹溪心法》中治疗水乘肺气者。在《千金方》中用于治疗妇人霍乱呕吐。《医学六要》用本方加槟榔治疗脚气初起、上气喘促。《太平惠民和剂局方》治疗形寒饮冷、内伤肺经、咳嗽喘息、呕吐涎沫。《御药院方》治疗肺气不利,咳嗽喘急,胸膈烦闷,痰盛涎多,喉中有声,鼻塞清涕,头痛目眩,肢体倦怠,咽嗌不利,呕逆恶心。《方函口诀》治疗表不解,心下有水气,喘咳者;又用于溢饮之咳嗽。《景岳全书》治疗时行风邪在肺,咳嗽喘急多痰,而阴寒气甚,邪不易解者。瘟疫,若伤风兼寒而发热;咳嗽者,外感之嗽,若冬月寒盛气闭,邪不易散者;实喘,若冬月风寒感甚者,肝肺受寒,咳嗽喘急。《伤寒附翼》治疗水寒在胃,久咳肺虚。《医宗金鉴》用于治疗杂病之腹胀水肿症,以发汗而利水。《医灯续焰》治疗水寒射肺而咳,脉浮,痰饮停于胸胃咳嗽;劳极,形寒寒饮伤肺,肺伤少气,咳嗽鼻鸣。《济阳纲目》治疗水寒相搏发呃。《金匮翼》治疗冷嗽,喘因寒邪入肺者,皮肤痛,寒热,上气喘咳动肩背,呼吸不利,右寸沉而紧,亦有六部俱伏者;喘者,积痰在肺,遇冷即发,喘鸣迫寒,但坐不得卧,外寒与内饮相搏。《产科发蒙》治疗妊娠感风寒咳嗽。《温病条辨》治疗秋湿内伏,冬寒外加,脉紧无汗,恶寒身痛,喘咳稀痰,胸满舌白滑,恶水不欲饮,甚则倚息不得卧,腹中微胀。

《伤寒类方汇参》中咳嗽费力而又咳痰不出者,均宜小青龙汤。皮胀及水寒射肺冷哮,久咳肺虚等证,用之最效。

柯琴说:"此既主水寒在胃,又治久咳肺虚。"本方主要用于治疗肺系病证,对于其他诸症,凡属外寒内饮者亦为适用,足见中医学"异病同治"的特色。

一、溢饮

小青龙汤用于治疗溢饮,治以发汗散饮。主证可见身体沉重疼痛,肢体浮肿,甚则颜面、四肢水肿,恶寒无汗,口不渴,喘咳,痰多白沫,干呕,胸腔痞闷。因"饮水流行,归于四肢,当汗出而不汗出"。寒邪外束,水气阻于表皮,故曰:"病溢饮者,当发其汗,大青龙汤主之;小青龙汤亦主之。"喻嘉言提出:"溢饮之证,水饮溢出于表,营卫尽为之不利,必仿伤寒病营卫两伤之法。发汗以散其水,而营卫经脉行,则四肢之水亦散矣。"故两方均治饮邪在表而立汗者。大小之分在于麻黄的剂量。两者的区别还在于,大青龙汤用石膏是为内有郁热,发热烦躁者而设;小青龙汤用半夏、干姜为"干呕……而咳",里有寒饮而设,故发表药虽同,治里药却异。另外,对于素来脾阳虚弱,饮邪内伏,复感外寒,引动内饮,饮邪上逆,肺气不降,而"咳逆倚息不得卧"者,用小青龙汤温里解表,发汗散饮,用于寒性哮喘而痰饮壅盛者,往往有奇效。

二、支饮

《金匮要略·痰饮咳嗽病脉证并治》云:咳逆倚息,短气不得卧,其形如肿,谓之支饮。同时指出咳逆,倚息不得卧,小青龙汤主之。故小青龙汤是治疗支饮所致喘咳的主要方剂。其病位虽在肺,病根实源于心下(胃中)之水气,仲景亦称为"心下有水气"。心下水气引起肺气不利的过程被称为"水寒射肺"或"水气凌脉",《黄帝内经》对其机制早有明确阐述。如《气厥论》记载:其寒饮食入胃,从肺脉上至于肺,则脉寒,肺寒则外内合邪,因而客之。则为肺咳。小青龙汤所治"支饮"或"心下有水气"所致之咳喘,其临床特点是咳喘严重,甚至倚息短气而不得卧,临证非此汤不可。此外,运用小青龙汤治疗"支饮"或"心下有水气"所致的咳喘,需认识以下几种情况:其一,治疗《伤寒论》中提出"伤寒表不解,心下有水气",即外寒引动内饮。因小青龙汤有麻黄、桂枝之配伍,既可温化水饮,又能发散外寒,故以其为主方。其二,若在"支饮"或"心下有水气"的同时,出现以身体疼痛沉重为特点的溢饮证候,亦可以小青龙汤治疗,通过其外散内消的作用,达到兼治目的。如《金匮要略·痰饮咳嗽病脉证并治》又提到:病溢饮者,当发其汗……小青龙汤主之。其三,外邪郁闭阳气而又引发心下之水气上射于肺,致水气喘咳的基础上出现烦躁,则当加石膏以治其水中郁阳,即《金匮要略·肺痿肺痈咳嗽上气病脉证并治》所云:肺胀,咳而上气,烦躁而喘,脉浮者,心下有水,小青龙加石膏汤主之。

三、悬饮

悬饮是四饮之一,因饮邪停留胁肋部而见咳唾引痛的病证。《金匮要略·痰饮咳嗽病脉证并治》:"饮后水流在胁下,咳唾引痛,谓之悬饮。"悬饮停留于胸胁水流胁间,络道被阻,气机升降不利则胸胁胀痛,咳唾、转侧、呼吸时疼痛加重,心下痞硬胀满,气短息促,或兼干呕,头痛目眩,或胸背掣痛不得息,苔白滑,脉沉弦。治疗用攻逐水饮之法,方用十枣汤、三花神佑丸、控涎丹等。发病机制主要责之中阳素虚,复加外感寒湿,饮食、劳欲所伤,三焦气化失宣,肺、脾、肾对津液的通调转输蒸化失职,阳虚阴盛,水饮内停。病机关键是阳虚阴盛,输化失调,因虚致实,水饮停积为患。饮为阴邪,遇寒则凝,得温则行,故其治疗宗《金匮要略》提出的"病痰饮者,当以温药和之"的原则;本病多虚实夹杂,治当以攻补兼施。凡饮邪壅实者,分别治以攻逐、利水、发汗等法,因势利导以祛除饮邪;阳虚饮微者,治以健脾温肾法,阳气通则饮自化。小青龙汤本证治疗外寒内饮所引起的病证,主治"伤寒表不解,心下有水气"所引起的症状。"心下有水气"即可理解为饮邪停留于胸胁、胃脘等部位,故悬饮病亦可用小青龙汤治疗。小青龙汤主药以温为主,亦符合"以温药和之"的宗旨,临床可灵活加减运用。小青龙汤方中麻黄、桂枝相须为君,发汗散寒以解表邪,且麻黄又能宣发肺气而平喘咳,桂枝化气行水以利里饮之化。干姜、细辛为臣,温肺化饮,兼助麻、桂解表祛邪。然而素有痰饮,脾肺本虚,若纯用辛温发散,恐耗伤肺气,故佐以五味子敛肺止咳、芍药和养营血;半夏燥湿化痰,和胃降逆,亦为佐药。炙甘草兼为佐使之药,既可益气和中,又能调和辛散酸收之品。全方可温肺化饮,促进悬饮温化而去。

四、哮病

哮病是一种发作性的痰鸣气喘疾患。发作时喉中哮鸣有声,呼吸气促困难,甚则喘息不能平卧。中医学认为哮病的发作以痰气交阻为主要病理特点,痰阻气道,肺失肃降,气道挛急引起的喉中哮鸣有声,呼吸气促困难,甚则喘息不能平卧,为哮病的各种证候所共有,其基本病理变化为"伏痰"遇感引触,痰随气升,气因痰阻,相互搏结,壅塞气道,肺管挛急狭窄,通畅不利,肺气宣降失常,引动停积之痰,而致痰鸣如吼,气息喘促。由此可见,痰在哮病的发病当中占据着枢纽的位置。如《症因脉治·哮病》说:"哮病之因,痰饮留伏,结成窠臼,潜伏于内。"或以为气滞和痰浊内伏,如《证治汇补·哮病》认为:"内有壅塞之气,外有非时之感,膈有胶固之痰,三者相合,闭拒气道,搏击有声,发为哮病。"或以为是寒邪和痰浊内伏,如《时方妙用·哮证》说:"哮喘之病,寒邪伏于肺俞,痰窠结于肺膜。"所论非一,然皆未离乎痰。小青龙汤,用于治疗"伤寒表不解,心下有水气"。"表不解"表示寒热表证存在,"有水气"提示内有水饮。小青龙汤证基本病机可表现为"表寒外束,水饮内阻",符合张仲景原旨和临床实际。针对表证,方中用麻黄、桂枝辛温解表,发散外束之风寒;针对里证,则用干姜、细辛、半夏辛温入里,温肺化饮,合"病痰饮者,当以温药和之"之意。方中还用五味子、白芍、甘草配伍,酸、甘合用,在表制约麻、桂以防过度发散,在里制约姜、辛、夏之温燥。组方一表一里,一酸一收,平衡阴阳,则表解饮去,诸症可除。

五、喘证

喘证又称喘息、气喘,是以呼吸困难,甚则张口抬肩、鼻翼翕动、不能平卧、面色唇青紫为基本特征的一种病证,甚者出现喘脱,可见于多种急、慢性疾病过程中。《黄帝内经》记载了喘证的名称、临床表现及发病机制,如《素问·脏气法时论》:肺病者,喘咳逆气,肩背痛……虚则少气不能极息……肾病者,腹大径肿,喘咳身重。《诸病源候论》认为喘证病位在肺,病机不外虚实二端,肺主于气,气有余则喘满逆上;虚劳之病,或阴阳俱伤,或血气偏损,今是阴不足,阳有余,故上气也。王肯堂《证治准绳》:喘者,促促气急,喝喝息数,张口抬肩,摇身撷肚。《临证指南医案》提出喘证在肺为实,在肾为虚。小青龙汤作为主治表寒外束,水饮内阻之咳喘证的有效方剂,其所治之"喘",为水寒之逆阻肺所致,方中麻黄发汗、平喘、利水,桂枝宣散表邪,通畅阳气,芍药与桂枝,调和营卫;干姜辛热,合细辛性温,温肺散寒、涤痰化饮,配五味子味酸性温,敛肺止咳;半夏味辛性温,降逆、燥湿化痰;炙甘草和中。诸药合用,双解表里。可见,小青龙汤为治疗外寒内饮之咳喘良方。

第二节 现代临证概述

一、单方妙用

◎案

蒲某,男,8岁。2009年11月5日初诊。咳嗽,咳痰5天。初期恶寒发热,体温(T)37.8℃,扁桃体长期Ⅱ度肿大,抗生素治疗无效。该患儿体较胖,现咳嗽、咯痰,入夜尤甚,痰白而清稀,口不渴,无汗,头痛,喉痒,腹胀。舌质不红,舌苔薄白,脉浮。诊断为咳嗽。辨证为风寒束肺。治以辛温解表,宣肺止咳。方用小青龙汤加味。

处方:麻黄5g,桂枝8g,炒白芍8g,清半夏8g,细辛2g,干姜6g,五味子5g,炙紫菀8g,白前8g,厚朴8g,茯苓8g,甘草3g。

服3剂,诸症悉除。

◎案

何某,男,72岁。2009年12月10日初诊。咳嗽20余年,本次自立冬以后频发咳嗽、喘息,遇寒尤甚,咯吐稀痰,夹有泡沫,气喘不能平卧,形寒肢冷,背部尤甚,面色青晦,口唇发绀,心悸胸闷,口不渴。舌质紫,舌苔白滑,脉弦紧。血压(BP)120/80mmHg(1mmHg=0.133kPa),心率(HR)96次/min。诊断为喘证。辨证为表寒里饮。治以温肺化饮,宣肺平喘。方用小青龙汤加减。

处方:麻黄9g,桂枝18g,炒白芍15g,清半夏9g,细辛6g,五味子9g,干姜10g,葶苈子12g,浙贝母9g,杏仁10g,茯苓8g,甘草3g。

服药9剂而愈。

◎案

马某,女,36岁。2009年2月19日初诊。患者反复皮肤瘙痒,斑块状隆起时隐时现年余,以两上肢、胸背部皮肤为甚,受压或搔抓后亦出现条索状隆起。症见:皮肤散在斑块样隆起,色白无水疱,无结痂、鳞屑。皮肤划痕症(+),肢体酸楚,口淡不渴。舌苔白腻,脉浮缓。诊断为风瘾疹。辨证为风寒郁滞肌腠。方用小青龙汤加减。

处方:麻黄9g,桂枝12g,炒白芍10g,清半夏9g,细辛6g,干姜9g,白蒺藜15g,蝉蜕6g,苍术9g,茯苓8g,甘草3g。

服药3剂明显好转,续服6剂痊愈。

◎案

曹某,女,53岁。2010年1月6日初诊。主诉左肩胛区疼痛月余。现左肩胛区疼痛,遇寒尤甚,患者体形较胖,胆结石术后2年,BP 115/80mmHg,血脂、血糖正常。左肩胛内侧及峤下压痛(++),不能上举及内旋,痛处不红,腿痛,周身沉重,伴口苦食少,烦躁眠差。舌苔白,脉弦紧。诊断为肩凝风。辨证为风寒凝滞,太阳经疏不利。治以温经散寒,祛风止痛。方用小青龙汤加减。

处方:麻黄9g,炒白芍12g,清半夏9g,桂枝15g,细辛6g,干姜9g,茯苓10g,威灵仙15g,秦艽15g,络石藤10g,栀子10g,姜黄10g,甘草6g。

服药 3 剂明显好转,续服 6 剂痊愈。

◎案

武某,女,17 岁。2008 年 10 月 23 日初诊。外感风寒 5 天未愈,鼻塞,涕清色白,量多有腥味,不闻香臭,稍遇风寒则鼻塞流涕加重,伴前额痛,气怯神疲,面色㿠白。舌质淡,苔薄白,脉细无力。诊断为鼻渊。辨证为肺气虚寒。治以益气宣肺,散寒通窍。方用小青龙汤加减。

处方:麻黄 9g,桂枝 12g,炒白芍 12g,清半夏 9g,细辛 6g,干姜 9g,川芎 20g,五味子 9g,党参 15g,白芷 9g,甘草 6g。

服 6 剂而愈。

◎案

金某,女,60 岁。反复发作面部痛疼,流清涕 1 年余。CT 诊断为双上颌窦炎。抗感染、镇痛治疗无效。前额及双面颊部懵痛,局部按压痛,清涕泛流,常不自主滴出。

处方:小青龙汤加制附子 12g。6 剂。

服药第 3 天清涕明显减少,却流出大量黄稠腥臭浓涕,疼痛明显减轻。

复诊疼痛减轻大半,仍有脓液。守上方加连翘 45g,辛夷 30g(包煎),苍耳子 18g,桔梗 18g。6 剂,每日 1 剂。清涕浓涕几无,疼痛消失。

◎案

赵某,男,70 岁。既往有高血压病及慢性支气管炎史。3 周前因右侧外囊大量出血入住某医院外科。经血肿清除后,病情趋于稳定。后出现咳嗽、咯痰,无发热、汗出。X 线胸片提示慢性支气管炎伴肺部感染。经三联抗生素治疗 12 天,因痰液黏稠呼吸不畅行气管切开。近 3 天痰量增多呈稀黄色,考虑二重感染。遂邀中医治疗。症见:精神差,形体消瘦,面色青黄,频繁呛咳,从气管套管中喷出大量稀黄色痰液,轻微腹胀。舌暗,苔白腻,脉沉细。方用小青龙汤加减。

处方:麻黄 10g,桂枝 15g,五味子 18g,细辛 10g,清半夏 20g,白芍 18g,干姜 12g,生甘草 8g,制附子 15g。5 剂,水煎,每次 200ml,鼻饲,每日 2 次。

服药第 3 天痰液明显减少,停用抗生素,1 周后痰液消失,呼吸平稳,顺利拔管。

◎案

罗某,女,65 岁。脑出血后遗右口角流清水 3 个月。症见:右口角稍㖞斜,说话口水直流,前胸衣服湿透,伴头昏无晕、纳呆。舌淡,苔白腻水滑,脉沉滑。

处方:小青龙汤合茯苓、白术各 30g,加制附子 10g。

服药 3 剂即减轻大半,续服 15 剂而愈。

◎案

刘某,女,56 岁。2008 年 11 月 14 日初诊。患哮喘 5 年,常发作,入冬尤甚,受凉即发;胸闷气急,身寒肢冷,日轻暮重。以"支气管哮喘继发感染"给予抗菌、平喘等中西药治疗一月之久,哮喘未能缓解。端坐呼吸,张口抬肩,痰多而稀。舌紫暗,苔白腻,脉细数。中医辨证为外寒里饮。治以温肺化痰,解表通阳,佐以平喘。方用小青龙汤加减。

处方:炙麻黄 15g,桂枝 9g,五味子 9g,干姜 9g,制半夏 30g,白芍 30g,细辛 6g,甘草 15g。

因寒痰黏稠加旋覆花 10g(包煎)。水煎 2 次,合药液,睡前顿服。药后30min,喘渐平,自觉身热,平卧入睡。停用一切西药,继服 1 剂巩固疗效。后用益肾纳气,固本培元善后。

◎案

王某,女,36 岁。自诉 1 个月前觉畏寒,干呕,少腹满,小便不利,尿频,尿短,腰酸。实验室检查:白细胞(WBC)9×10^9/L,中性粒细胞百分比(NE%)70%。尿常规检查:尿液混浊,白细胞(＋＋),红细胞(＋)。西医诊断为泌尿系感染。给予庆大霉素等西药治疗,虽有短暂好转,但以上症状仍反复发作,故转中医治疗。症见:患者精神欠佳,畏寒无汗,少腹满,小便不利,尿频,尿液呈乳白色,混浊,伴腰酸,口干。舌淡,苔薄白而润,脉细紧弦。辨证为外感风寒,内停水饮。治以解表散寒,温肺化饮。方用小青龙汤加味。

处方:五味子 5g,麻黄 5g,干姜 6g,桂枝 6g,白芍 10g,半夏 10g,茯苓

10g,泽泻10g,细辛3g,甘草3g。

3剂后上症好转,小便清长,守上方加党参15g,再进3剂,诸症消失,随访数年未复发。

二、多方合用

小青龙汤在临床中应用广泛,常与其他经方、后世方合方应用。与经方合方举例如下:

小青龙汤与附子理中汤合用,运用于阳虚兼有痰饮的慢性阻塞性肺疾病(慢阻肺)急性加重期的常规治疗后,有明显疗效。

小青龙汤合血府逐瘀汤加减为主的方法辅助西医治疗慢阻肺,能切中病机,通阳化瘀,其中小青龙汤可以解表散寒,化饮平喘;血府逐瘀汤活血祛瘀,理气止痛,二者合用可起温阳化瘀之效。

小青龙汤合用葶苈大枣泻肺汤治疗喘而不卧、口燥胸痛的肺源性心脏病(肺心病),葶苈大枣泻肺汤可散寒解表,温肺化饮;小青龙加石膏汤可清热除烦。

小青龙汤合葶苈大枣泻肺汤还可治疗悬饮病以及现代医学之胸腔积液等疾病,两方合用总以温化为旨,湿去则绝其生痰之源,痰饮自除,疗效显著。

小青龙汤与瓜蒌薤白半夏汤合方治疗肺心病急发期咳喘有很好的临床疗效,无论有无恶寒、发热等表证,只要出现咳嗽、喘憋、不得卧等证均可用之。

小青龙汤合三子养亲汤加减治疗老年慢性支气管炎,能够散寒解表、温肺化饮,促进老年患者咳嗽、咳喘症状好转,疗效满意。

小青龙汤合阳和汤中补阳药可增强内分泌及人体生物调控活性物质功能,改善营养物质代谢,提高免疫功能等作用,合用可温、宣、补三法并用、攻补兼施,用于治疗哮喘反复发作、本虚标实之证。

小青龙汤合二陈汤加减治疗痰饮停肺型外感后久咳属有满意疗效。

小青龙汤合用玉屏风散加减治疗过敏性鼻炎哮喘综合征有良好的临床

疗效。

小青龙汤合用四逆散治疗内外寒热并见,客邪水饮闭阻之哮喘急性发作,可起到表散化结、通闭开阻的作用,且四逆散表散不伤阴助热,与夏、辛、姜等温化寒饮,一寒一热,则燥性热性大减,开郁散结化痰之功反增。

小青龙汤合千金苇茎汤治疗慢性阻塞性肺疾病急性加重期,中医辨证为外寒内饮、热毒壅肺,两方合用,寒热并用、攻补兼施,共奏温肺化饮、泄热消痈之功,是以寒饮去、痰热清、肺气降,则咳嗽、痰、喘诸症皆除。

小青龙汤合香砂六君子汤治疗过敏性哮喘小鼠,结果发现其能有效降低哮喘小鼠的气道反应性,调控细胞因子含量水平,从而改善哮喘之气道炎性反应。因为在临床上哮喘常为本虚标实之证,其本虚多为肺脾气虚,而标实则以风寒外束、痰饮内停为主,对于这类患者,基于标本同治的原则,多处以此二方之合方,小青龙汤温肺化饮、止咳平喘以治其标;取香砂六君子汤补气健脾、燥湿化痰以治其本。二方合用,可获良效。

张炳厚教授根据"肺与大肠相表里"的理论,创造性地将中成药防风通圣丸加入小青龙汤中合用治疗常年性变应性鼻炎,二者相辅相成,共奏疏风散寒宣肺、清热通窍之功,使肺气得宣,郁热得解,则诸症自愈,疗效颇佳。

叶俊呈用小青龙汤合辛夷散治疗寒性鼻鼽,两方皆以辛温发散之药为主,均可治疗寒饮停肺复感风寒之证,小青龙汤偏于祛痰利水,兼具益气敛肺之力;辛夷散偏于祛风散寒,亦有清肺通窍之效。两方合用,疗效显著。

小青龙汤与苏子降气汤合用治疗慢性支气管炎急性发作,全方补散、润燥结合,治上顾下,标本兼施,临床疗效确切。

小青龙汤合己椒苈黄丸治疗慢性肺心病心功能不全,疗效显著。两方诸药相伍,奏发汗、利水、泻下三法合用之功,消除致病原因,调整五脏功能,治疗慢性肺源性心脏病心功能不全的相关症状,药到病除。

小青龙汤合并五苓散加减治疗慢性鼻炎,结果显示此两种方药联合应用的总有效率达90.70%,优于单纯西药治疗。

三、多法并用

小青龙汤体现中医方剂八法"汗""吐""下""消""和""清""温""补"

中的汗法。汗法是通过发腠理,调营卫,发汗解表从而祛邪外出的治疗方法。用发汗的方法治疗疾病是中医学最古老的治疗方法之一。最早关于发汗治病的记载出现在《马王堆汉墓帛书》中:"熨寒汗出,汗出多,能屈伸,止。"而在《黄帝内经》中有关汗法的论述则比较广泛而臻于完备对发汗的理论及运用都达到了比较系统的认识层面,《素问·阴阳应象大论》云:"其有邪者,渍形以为汗,其在皮者,汗而发之。"张志聪对此解释道:"渍,浸也,古用汤液浸出汗以去其邪。"《素问·玉机真脏论》云:"今风寒客于人,使人毫毛毕直,皮肤闭而为热。当是之时,可汗而发也。"太阳主一身之表,《灵枢·海论》里说"夫十二经脉者,内属于腑脏,外络于肢节"太阳经内属太阳腑膀胱,外"其直者,从巅入络脑,还出别下项",太阳为寒水之经,寒性收引,所以太阳一病即如《伤寒论》首条所言"太阳之为病,脉浮,头项强痛而恶寒"。

由以上论述可知,太阳病就是由于邪气郁闭于表,导致太阳经气失于条达。而太阳为寒水之经,寒性收引,头项强痛就是经气不疏的外在表现,故可通过疏通太阳经气的方法即汗法,而得以疏通。《素问·六微旨大论》云"太阳之上,寒气治之",寒性收引,万物所该,太阳为寒水之经,自不能外。太阳一病,则表现其本寒之性,故太阳经所过之头项发紧,紧则感觉为痛为强,病人此时的感觉就是头皮发紧,所谓头痛实则为头皮紧,即太阳经气机被郁,被憋住而失于条达。

太阳经郁闭为何发汗可解呢?程国彭在《医学心悟》中说"汗者,散也"。而在《素问·生气通天论》中则有"体若燔炭,汗出而散"的论述。太阳主表,汗出于表,阴阳和合为之汗,所以通过发汗之发散法疏通太阳寒水之经,从而使太阳病得解。由此推之,不仅解太阳可有汗出,少阳病小柴胡汤证也有"上焦得通,津液得下,胃气因和,身濈然汗出而解",少阴证之"下利,脉沉而迟,其人面少赤,身有微热,下利清谷者,必郁冒汗出而解",可见出汗的确为阴阳自和的表现。

汗法是中医学治疗疾病的简洁而重要的法门,说其简洁因为表证的症状繁多,如麻黄汤证的疼痛——头痛、身疼、腰痛、骨节疼,发热,喘等,如没有"太阳表实证"这一高度概括性的本质认识,则定然是不知何故,也不知何法可治说其了。重要是因为如《素问·阴阳应象大论》所谓"善治者,治皮毛,其次治肌肤,其次治筋脉,其次治六腑,其次治五脏,治五脏者,半死半生也"。病在皮毛,不待其传,则以汗解之,故称为"善治"。所谓治之于初起,防患于未然。发汗解表,表有虚实,故汗法有其缜密的运用规律。分而言之有解表发汗,解肌发汗,温经发汗,升津发汗,蠲饮发汗等。柯琴将汗法分为五种"麻黄汤汗在皮肤,是发散外感之寒气;桂枝汤汗在经络,是疏通血脉之精气;葛根汤汗在肌肉,是升提津液之清气;大青龙汤汗在胸中,是解散内扰之阳气;小青龙汤汗在心下,是驱逐内蓄之水气",说明了汗法运用之广。

小青龙汤治疗当以蠲饮发汗:表证用麻黄汤,兼里水则发表兼涤饮。小青龙汤证为太阳表寒,又兼水气为患。水气为病,变证繁杂,盖因水性变动不拘,诚如水无定形,其致病也现叵测之状,与烧灰存性是一个道理,即取类比象理论客观实在性的根基。反过来讲,见动荡不拘之症,亦应多做水气为病来理解。所以小青龙汤证或渴者,非为里热,乃水蓄而津不行也;或利,非里寒之三阴证,乃水渍肠间也;或噎,乃水逆于上故也;或小便不利,少腹满,非下焦阳虚,乃水气留而不行也。《金匮要略·痰饮咳嗽病脉证并治》云"病痰饮者,当以温药和之"。故以干姜,细辛,半夏暖水散寒,而散心下水气,又借麻黄之力,宣通肺气而走表,则里水得消,外寒得散,内外之症豁然若失,消失于何有之乡。此为治水气之专方,清朝名医徐大椿在《伤寒论类方》中评价此方专治水气。盖汗为水类,肺为水源,邪汗未尽,必停于肺胃之间。病属有形,非一味发散所能除,此方无微不到,真神剂也。

综上所述,小青龙汤证实为太阳伤寒兼内有水饮,太阳病固有以发汗为治疗原则,但是里有停饮,必兼逐水,表始得解。假如不兼逐水,或汗或下,不但病不去,且每因激动里饮而发生诸多病变。故治疗当辛温发汗解表,温中宣肺蠲饮,表里同治,方能邪去病安。在《伤寒论》第40、41条中提到:"伤寒表不解,心下有水气,干呕发热而咳,或渴,或利,或噎,或小便不利,少腹满,或喘者,小青龙汤主之。"还提道:"伤寒心下有水气,咳而微喘,发热不渴。服汤已渴者,此寒去欲解也。小青龙汤主之。"伤寒表不解,即头痛身疼、恶寒发热无汗等表证没有解除。心下有水气,指胃脘部有饮邪。水饮阻中,以致胃气逆而干呕,水气侵肺,则肺失宣降而咳嗽。干呕发热而咳,是外有表邪内挟水饮的主要见证。然表里同病,内外相引之后,饮动不居泛滥,随气升降,无处不到,或逆于上,或积于中,或滞于下,各随其所至而为病,因而又有或然诸证。或水蓄而津液不升,则发生口渴,或水渍入肠而发生腹满,或水气逆于上,则为噎为喘,或水气留于下,则为小便不利、少腹满。喘证为肺气闭郁,虽同麻黄汤,但更主要的原因是水气射肺,与单纯的风寒束肺有别。这五个或有证差异虽大,但病机相同,皆由外寒侵袭引动内饮,导致内外合邪,故治以解表散寒、温肺化饮,方用小青龙汤。表邪解,内饮化,则诸症自愈。

在临床当中,因为患者的病情比较复杂、证候不一,所以我们需要多法协同运用,以期获得更好的疗效。临床上符合小青龙汤适应证的患者中除了有《伤寒论》第40、41条和其他散在的条文所说的症状如"病溢饮者,当发其汗";"咳逆,倚息不得卧";"妇人吐涎沫,医反下之,心下即痞"。在临床中,因患者症状往往相兼出现,除小青龙汤主证以外,还兼夹其他病症,故在使用小青龙汤治疗疾病的过程中,需要紧密联系临床,辨证与辨病相结合,灵活运用经方。

第二章　小青龙汤方临证思维

第一节　临证要点

在临证过程中应用本方，各医家有各自不同的观点，现述如下：

张锡纯认为小青龙汤之药性当以热论，而外感痰喘之证又有热者十之八九，"是以恒加石膏"，分四种情况：一是所遇之证分毫不觉热，亦必加石膏五六钱，"使药性之凉热归于平均"；二是其脉虚者用人参于汤中者，即其脉分毫无热，亦必加石膏两许以辅之，"始能受人参温补之力"；三是脉热者，应加石膏两许或一两强；四是兼有烦躁或表里壮热者，石膏应加至两半或至二两。他还认为小青龙汤证之喘虽由于外感，亦恒兼因元气虚损不能固摄，而麻黄定喘其得力之处在于泻肺，元气素虚者实不宜用，而《神农本草经》谓桂枝"主上气咳逆吐吸"，是桂枝原能降气定喘也，故常在实际应用中减麻黄而取桂枝之降肺，并加杏仁助降肺兼能利痰祛邪。对于素有血证之人，他认为"最忌桂枝，不甚忌麻黄，以桂枝能助血分之热"。然而即使素有他证，不宜用小青龙汤而必须用者，他认为"不可顾忌，当急则治其标。"

刘渡舟提示，在临床应用小青龙汤时应从以下六个方面辨证：①辨气色：小青龙证，为水寒射肺，或寒饮内伏。寒饮为阴邪，必羁縻阳气，而使心胸之阳不温，如是则荣卫之行涩，而不能上华于面，故患者面部呈现鳌黑之色，我们管它叫作"水色"；或两目周围呈现黑圈，互相对称，我们管它叫作"水环"，或者，在患者的额头、鼻柱、两颊、颏下的皮里肉外显现黑斑（如同妇女妊娠蝶斑），我们管它叫作"水斑"。②辨脉：小青龙证为寒饮之邪，故脉见弦,弦主饮病;抑或脉浮紧,则为表寒里饮俱实之微;如果寒饮内伏,浸循日久,其脉见沉,沉主水病。然须注意的,凡尺脉迟,或尺脉微,抑或两寸濡弱无力,是为心肾先虚,荣气不足,血少故也。这样,就不要滥用小青龙汤而发虚人之汗。③辨舌:小青龙证为水饮凝滞不化,肺寒津凝,故舌苔多呈水滑;舌质一般变化不大,唯阳气受损以后,则舌色淡嫩,此时用小青龙汤必须加减化裁,而不能原方照搬不变。④辨痰涎:小青龙汤治肺寒金冷,津凝气阻之证,所以,咳嗽必然多痰、痰咯较爽。因系寒性水饮,故痰涎清稀不稠,形如泡沫,落地则顷刻化水。然亦有咳出之痰,明亮晶彻,形同鸡蛋清状,亦属寒凝津聚,必冷如凉粉,口舌感凉而为辨。⑤辨咳喘:小青龙证在咳喘方面,有三种情况,临证时务必分清。一种是咳重而喘轻,如《伤寒论》第41条所说"伤寒,心下有水气,咳而微喘……"指咳嗽为重,而气喘反微的证情;另一种是喘重而咳轻,如《金匮要略·痰饮咳嗽病脉证并治》说的"咳逆倚息,不得卧,小青龙汤主之"是指喘息为重,而咳嗽为轻的证情;第三种是咳喘皆重的证候,如"膈上病痰,满喘咳吐,发则寒热,背痛腰疼,目泣自出,其人振振身瞤剧,必有伏饮"。是说咳与喘同时俱重的病候。尽管咳喘有重有轻,但治疗的方法皆应以小青龙汤温寒化饮为主。⑥辨兼证:小青龙证为水饮之证,除咳喘外,由于水邪变动不定,而有许多兼证出现:如水寒上犯,阳气受阻,则兼噎;水寒中阻、胃气不和,则兼呕;水寒滞下,膀胱气化不利,则兼少腹满而小便不利;若外寒不解,太阳气郁,则兼发热,头痛等证。

李可认为小青龙汤主证只"咳喘"二字,病在肺脏,日久由肺入肾。其病机为"本气先虚,外寒内饮"。治疗大法为发汗利水,表里双解。

成建山将咳嗽咳痰、痰多喘息、发热恶寒、无汗、头身痛、舌苔薄白或白滑、脉象浮而有力或弦紧等症状归纳为小青龙汤方在应用时的主要临床指征。虽然有些患者也可有口渴、下利、小便不利、小腹胀满、脉象弦细或细滑等临床表现,但不具有普遍性,辨证时可作为次要症状加以考虑。其认为各种原因导致的内伏痰饮才是小青龙汤证的最主要病机,而感受风寒邪气等引动内饮,只是疾病发生的一个主要诱因。在疾病初期以外寒为主,表现为口不渴、痰稀白、苔白、脉滑等症状,随着病情的发展或治疗不当,痰饮郁久而化热,则可出现口渴、痰稠、苔黄、脉数等症状。

张立山在应用小青龙汤方的时候,紧扣痰饮内伏这一主要病机,非常重视痰的性状特点,并主要通过观察痰的颜色是白是黄,痰的性质是清稀还是黄稠,痰的量是多是少等来进行表里寒热的辨证。

王明炯认为在小青龙汤运用方面,一定要抓住痰饮的存在和机体阳气不足这个"纲",不可拘于"外感风寒,内伤水饮"这一个"目",如此方可做到纲举目张。机体阳气不足和痰饮相互影响,当阳气不足时容易内生痰湿,而当痰饮内蓄日久,又可困顿机体的阳气。所以在临床运用小青龙汤时,无论疾病如何变化,只要紧紧扣住机体阳气不足和痰饮内盛这一辨证要点,就不会出现原则性的错误。

胡少华认为小青龙汤方在临证运用的时候只要辨明证属寒饮喘咳,即可放心使用,不必因该方具有外解风寒、内散水饮的功效而强求表证和水饮同时存在。

周兆山结合临床应用经验,归纳小青龙汤治疗呼吸病应用指征为:咳嗽,或咳嗽喘息,以咳为主;咯白色泡沫痰,或痰多清稀;恶寒,或畏寒,或背冷,或遇寒咳喘发作或加重;舌质淡,苔白润或白滑,以上具备三点即可。

宋蓓通过长期的临床实践,总结了小青龙汤适应的两个证型:一是咳喘痰饮等病,外感风寒或者痰饮内伏,但见一证,都可以用小青龙汤方加以治疗,咳喘如果具有明确的受寒诱因,无论热象有无、轻重,都可以选用。二是对于肺源性心脏病(肺心病)或伴有心力衰竭患者表现为不能平卧、双下肢浮肿、痰量多而稀白等症状,可用小青龙汤方加益气利尿药进行治疗。但是,因为小青龙汤方易耗伤津液,其认为也有相应的禁忌证:一是不可长期服用;二是不可用于干咳无痰或阴虚火旺者。

林冰至认为小青龙汤证的精髓在于"内饮",没有内在之水饮,外寒内饮证就变成了单纯的外寒证,治疗上用麻黄汤、桂枝汤等足以。而内饮产生之机,当因脾阳不足,水液运化失常,停而为饮。诚然,五脏均参与水液代谢,其异常责之肺、脾、肾三脏,与三焦关系密切,但脾为中土之脏,主运化而行津液,水液泛滥首当责之于脾;而脾以其气为用,脾气健旺则能运化。运化之气为动,属阳,阳气充沛,运行正常,津液随气流通,水饮不生。脾阳不足,内生水饮,饮水流行,停于肺则发咳唾稀痰,停于肌肤则发溢饮。反观小青龙汤组方,干姜、细辛之配伍不但可以散寒温肺,化饮涤痰,干姜更可以温运中焦,使脾阳得复,细辛走窜,通行经络,使阳气畅达以布;半夏辛开苦降,散水饮,条畅中焦气机;此来阳气得布,遍布四肢百骸,土气得复,运化水液精微,再无水饮为害之患。

其还认为"外寒"当作"表未解"。《金匮要略》所述"饮水流行,归于四肢,当汗出而不汗出,身体疼重,谓之溢饮""病溢饮者,当发其汗"中,溢饮或支饮并未提及发热恶寒等表证,但却有"当汗出而不汗出"之表气郁闭之征。表证之机是外邪侵犯腠理肌表,表闭不通而有发热;而病溢饮者,饮水流行而归四肢,此时水饮停于肌腠之间,当出不出,亦属"表证"。"当汗出而不汗出"者,水饮阻滞,表气郁闭,玄府不通,气与饮均不得散,与风寒束表有类同之机。治疗上,循"其在皮者,汗而发之"之理,当开腠理发其汗而外散水饮,与治疗伤寒表证有共同之理。风寒之邪外束肌表,外感风寒为外因,卫阳不固为内因;而溢饮一证,内生水饮为因,流行四肢,当出而不得出为果。故"外寒"当作表气不畅解。"阳气者,卫外而为固也",脾阳不足,化源乏力,损及卫阳,"邪之所凑,其气必虚",卫阳固外之能受损,则肌表必遭外邪侵犯,而发"外寒",此其一也。其次,阳气不足,肌表气机不畅,若有外邪则难除;若为溢饮,流行四肢之饮水也难以随阳气布达出表,随汗而解。同时阳气不足也是之前所述可无发热的原因之一。方中麻黄不但可以开宣肺气,更可以开郁闭之肌腠,合桂枝使阳气通达,从而通达表气,或使水饮之邪汗出而解。

王付教授诠释小青龙汤没有局限于"君臣佐使"理论框架,而是从方药组成言简意赅的概述为:解表宣肺药有麻黄、桂枝、细辛,降肺药有半夏,收敛肺气药有五味子,益营补血药有芍药,益气药有甘草,方药组成决定功效是解表散寒,温肺化饮,兼益气血。方中宣肺药、降肺药同用,敛肺药、益肺药兼有,从而达到既祛邪又益正的目的,这为临床活用小青龙汤开拓研究思路与应用方法。

方宏图认为从小青龙汤由大队温热燥湿药物组成可以推断,小青龙汤应当最适合阳虚体质、寒湿体质患者。临床观察阳虚体质、寒湿体质寒饮内停概率最高。阳虚体质患者易于表虚、阳越、气脱、气阴两虚,应用强力发汗利水的麻黄应谨慎,可适度减少麻黄用量,或用炙麻黄,或去麻黄。对阳虚体质明显、老年人、高血压患者及心动过速、前列腺增生症(若小便不利、少腹满者,去麻黄,加茯苓),疗效满意。寒湿体质患者体形粗壮,恶寒喜热,不易出汗,易于着凉,着凉后易肌肉酸痛,即常有麻黄汤证表现。对麻黄有较好的耐受能力者,可适度加大麻黄用量。故小青龙汤最适宜阳虚体质、寒湿体质之患者。由于小青龙汤药物组成比较峻烈,所以小青龙汤是阳虚体质、寒湿体质患者寒饮咳喘的高效方。

夏睿明认为小青龙汤证中关于痰之性状,从张仲景自身的论述中,可从以下两点推导,从而进行临床辨证。其一,张仲景论"水气",就其性质而言,其原意仍是以自然之水为本源,如《金匮要略·腹满寒疝宿食病脉证治第十》嘱"大乌头煎"用法时述:"乌头大者五枚……以水三升,煮取一升,去滓,纳蜜二升,煎令水气尽。"此"水气"即自然之水也。故"心下有水气"之"水气",其性状当与自然之水的属性一致,应具有"清稀、无色及流动性"等特性。又因被寒相激,寒水相合即冰雪之色,色白也。表现在人体之痰即为"色白清稀而多","清稀而多"则具有流动性。其二,观《金匮要略·肺痿肺痈咳嗽上气病脉证治第七》"射干麻黄汤"治"咳而上气,喉中水鸡声"一文,可知能出现"水鸡声"之痰不会是黏稠难咯之痰,一定是"清稀而多"之痰,而"姜、味、辛、夏"并用应与小青龙汤同理,据仲景严谨的用药法度,"水气"之痰性状不推自明。故刘渡舟在《伤寒论十四讲》对小青龙汤所治咳喘特有这样一段描述:从痰上辨证,多咳吐稀泡沫样痰,落地成水,或痰寒而亮,如鸡蛋清状。

张友堂等选取小青龙汤古今验案116例,对其中所出现的症状进行分类、统计和整理,并进行数据分析,确定了小青龙汤方证的参考指征:①主症:恶寒发热,咳而喘,胸闷,痰多清稀;②兼症(或然症):小便不利,干呕,少腹满,利,渴,噎;③舌脉:舌淡苔白滑,脉滑、滑数或弦滑。在临床应用中有四项主症加上舌脉征象,或三项主症,两项兼症,加上舌脉征象即可诊断为小青龙汤证,并选用小青龙汤治疗。

何丽清经统计研究得出咳、痰、喘三个症状是小青龙汤证的主症,而其中小青龙汤证表证所占的比例不大,说明表证并非小青龙汤证的必见证。

顾武军认为,小青龙汤证是表里同病,以里证为主,即以寒饮为主,是寒饮射肺而兼表不解,而非表证兼寒饮射肺,指出《伤寒论讲义》将其列入太阳病兼证中讨论实属不妥,混淆了兼证的概念。同时顾武军强调本方在临床运用上,有表证可用,无表证也可用,关键在于证属寒饮射肺。

聂惠民在临床使用小青龙汤的过程中强调:①抓主症:小青龙汤的主症,重点在于咳喘、干呕、发热等;病机的重点在于寒饮。左季云《伤寒论类方参》曰:"此风寒挟水气,浸渍胸中及肺胃间,发热干呕而咳,为制发汗利水之温方也。胸为太阳出入之表,又为肺经安居之所。皮毛者,肺经之所主,太阳之所行,故能治水气浸入胸中干呕而咳。"此突出了治疗的重点。②应用加减:慢性咳喘病,久咳不愈者,重用五味子,并加党参;痰盛者,加白芥子、紫苏子;兼热象者,见口干且渴、心烦、苔黄,加石膏、桑白皮;见胸满、心烦,加炒栀子、淡豆豉;喘甚者去麻黄,加杏仁、款冬花。

吴波论述小青龙汤证的病机,一为"伤寒表不解",一为"心下有水气"。因此临床既可见恶寒发热等太阳病表证,也可见"干呕""不渴""咳而微喘"等痰饮水气证。由此可知,小青龙汤证是表里同病,亦即外寒内饮。临床尤以里证为主,即以寒饮为主,是寒饮射肺而兼表不解。本方在临床运用上,有表证可用,无表证也可用,关键在于证属寒饮射肺。

陈亦人曰:徐氏(徐大椿)明确提出此方专治水气,尤有见地。因临床运用本方主要针对肺胃水气,表证不是必具,所以,切勿被表不解印定眼目。综合以上,小青龙汤的关键病机在于"心下有水气",而水气流动不居的特点又决定了临床病机变化的复杂性。如饮邪随气机流行,外而肢节,内而脏腑,无处不至,因此临床可见病位广泛、症状繁杂、证候多变等复杂表现。基于此,虽然强调了"心下有水气",但是张仲景仍于原文做了补充论述,如水寒阻气,则兼噎;水寒犯胃,则兼呕;水寒滞下,则兼小便不利;水寒流溢四肢,则兼肿等。提示我们对于小青龙汤证病机的看法应该开拓思维和眼界,不可只局限于"心下"。

谭颖颖等在临床工作中获得经验:小青龙汤证所论"心下有水气",病位在肺不在胃,属上焦水气证,治用小青龙汤以温化肺中寒饮。病位在胃脘部的"心下有水气",证属中焦水气证,当为茯苓桂枝白术甘草汤所主,以温化中焦之水饮。小青龙汤证虽为表里俱病，但观方中药物多为里证而设，故当知寒邪虽未离于表，却已深入于里，伤及于脏，而见诸里证，表证只见发热一证。故方用麻、桂解其表，余药重在温化在里水饮之邪。

何丽清在进行小青龙汤证症状多样性的临床观察中发现：①小青龙汤证症状的多样性主要表现在或然症、舌象、脉象上，在主症中的表现不明显；②小青龙汤证的主症是咳嗽、痰、喘息三个，痰的量较大，质稀薄，色白，干呕、发热所占的比值较小，应列为或然症；③小青龙汤证的或然症有发热、干呕、口渴、噎阻、小便不利、少腹满、水肿等7个，小便不利和少腹满单见者多，其或然症不仅数量多，且在临床上兼杂出现，错综复杂，变化多端，呈多样性分布；④小青龙汤证的舌象以舌质淡，舌苔以白腻苔、薄白苔、白滑苔为主；脉象以滑脉、细脉、数脉等脉为主，可单见，也可夹杂出现，还可兼见紧脉、缓脉、弱脉等脉象，也表现为多样性；⑤小青龙汤证的病机关键是内有水饮，而不是外有表寒，表证可有可无，不是必见之证。

杨静等认为小青龙汤在服法上要求水煎分3次服，使药力不致太猛。尽管如此，在临床上对于年高体弱，婴幼儿童，特别是心肾功能虚衰的患者，仍要慎用，恐有拔肾气，动冲气，耗阴动阳之弊。对于一般的患者，使用本方也只是喘咳急性发作时的急救之法，不可久服，一旦疾病缓减，就应当改用苓桂剂（如苓桂术甘汤、苓桂杏甘汤、苓桂味甘等）温化寒饮以善后，以体现仲景"病痰饮者，当以温药和之"的思想。不过，治疗当以辨证为依据，只要辨证准确，则治无禁忌，因此也不可当用而不用。

宋禧等总结出小青龙汤使用三宜、三不宜。三宜：①表现咳喘痰饮，只要兼有表证、寒证，均宜首选小青龙汤，或由受寒引发或诱发，无论热象轻重，亦宜选用；②小青龙汤宜用于肺心病或伴有心衰患者，表现倚息不得卧、浮肿、痰多稀白，可酌加益气利尿剂；③小青龙汤宜早期短期应用，症状控制后应适当调整方性。三不宜：①小青龙汤有温燥之性，不宜长期应用；②不宜用于久咳虚劳患者，以防伤津耗阴；③不宜用于干咳无痰或阴虚体质患者。

第二节 与类方的鉴别要点

一、与小青龙加石膏汤鉴别

小青龙加石膏汤出自《金匮要略》，其是在小青龙汤方的基础上加一味石膏而成。主要治疗外感风寒，内蕴痰饮郁热之发热恶寒、喘息、胸闷气短、咳嗽、咳痰，兼有烦躁，舌红苔黄等热象。小青龙加石膏汤功效主要是外散寒邪，内蠲痰饮，兼以清热除烦。与小青龙汤鉴别主要在于其有化热之象，若临床未见热象，则仍以小青龙汤证为主。但两方仍为表里双解之剂，小青龙汤为表里皆寒，外寒内饮。而小青龙加石膏汤为外寒内热。

二、与大青龙汤鉴别

本方与大青龙汤均出自《伤寒论》，均有寒邪外束太阳之表，而出现恶寒，发热，无汗，脉浮紧等症，均以麻黄、桂枝配伍以发汗解表，同能治表里之证。不同的是：本方证是寒邪束表，内有水饮为患，表里皆寒，同时兼有里虚之象。临床表现为：心下有水气，干呕，咳嗽，咯痰清稀量多或如泡沫，恶寒发热等表里同寒的症状。麻黄、桂枝、芍药、五味子等配伍散收结合，除表之寒，化里之水饮。大青龙汤为表寒外束，寒邪入里化热，闭热于里，表里均属实证，但表现为表寒里热之证。临床表现为：恶寒发热，身疼痛，无汗烦躁，脉浮紧。亦可治溢饮，见上述症状而兼喘咳面浮者。方中重用麻黄，佐以石膏，解表发汗除烦。两方证关键在于治里之药不同。

三、与射干麻黄汤鉴别

本方与射干麻黄汤相比均可治疗肺中有寒的喘、哮证，但射干麻黄汤偏重于肺中有寒邪,寒郁生热,寒热错杂;或肺中有寒痰,积而生热,寒痰化燥,导致肺气宣降失常而成哮证、喘证等肺气上逆证候。虽可有气息喘促之症状,但以哮为主,咯出多为白黏痰或痰少;而小青龙汤偏重于胸中有水饮,水饮性寒、寒饮在内为病理基础,若感受外寒,首先犯肺,与肺中寒水相搏,从而出现喘证,虽有哮的表现,但仍以喘为主,而且咯吐多为稀涎或白稀痰涎,量较多。由于临床上咳、喘、哮常相互兼杂,故对于不典型的病例应加以仔细鉴别。

四、与厚朴麻黄汤鉴别

本方与小青龙汤均可解表兼祛饮,但厚朴麻黄汤治疗主症中胸闷、喘咳、短气症状突出,且兼有阳明里热表现可见烦躁等,与小青龙加石膏汤证更为相似,因外邪里饮证,水饮郁久化热,又有表邪,同时存在内热鼓动,故脉象外浮。两者均可解表,但小青龙汤发汗解表力量大,厚朴麻黄汤较弱,临床症状表现为小青龙汤恶寒发热的程度较重。就温中化饮力度而言,小青龙汤偏大,厚朴麻黄汤略弱。就补虚力度而言,厚朴麻黄汤比小青龙汤力度偏大。综上所述,通过临床症状、舌脉等可以鉴别。

第三节　临证思路与加减

小青龙汤原方由八味药所组成,历代医家在临床运用时总会根据主症之偏重不同,或者兼症的不同而对小青龙汤进行辨证加减应用。《伤寒论》原文第40条就简述了部分小青龙汤辨证加减的应用:若渴,去半夏,加天花粉三两。渴为津液不足,故去温燥之法半夏,加天花粉生津止渴。若微利,去麻黄,加荛花,如一鸡子,熬令赤色;大便溏而不爽,即微利,微利乃水气阻于肠,故用荛花,水去则利止。若噎者,去麻黄,加附子一枚,炮;噎为阳虚而气机升降不利,故加附子以温振阳气。若小便不利,少腹满者,加茯苓四两;小便不利、少腹满为水气停于下焦,故加茯苓以利水。若喘,去麻黄加杏仁半升,去皮尖;虚喘患者去麻黄而加杏仁,麻黄辛散,用杏仁以降气平喘。以上诸症去麻黄。是以免过于发散阳气。

小青龙汤在临床主要用于治疗呼吸系统疾病,但不限于表寒里饮证,即使没有表证,只要属于寒饮喘咳者均可用之。如哮喘属于寒喘者,无论成人和小儿,用之皆有良效。哮喘发作时,多有不同程度的汗出,麻黄虽能发汗,但全方仍以平喘为主,哮喘发作时,哮喘一止,汗出亦随之消失,故哮喘汗出者,仍可用小青龙汤治疗。

临证加减

唐代孙思邈《千金要方》曰:治咳逆倚息不得卧,小青龙加石膏汤主之。提出当心下水气郁而发热,导致肺胀出现咳逆喘息,可加石膏以清金而退热。

明代李中梓《伤寒括要》曰:汗出而解,心下有水气,故立加减之法。渴者,去半夏,加瓜蒌根,水蓄则津液不行,气燥而渴,半夏性燥,去之则津易复,瓜蒌性润,加之则津易生。微利者,去麻黄,加荛花。水渍肠胃,则为利,下利不可发表,发之必胀满,故去麻黄,酸苦能涌泄,水去则利止,故加荛花。水得冷气,其人即噎,胃寒非表症,故去麻黄,辛热能温中,故加附子。若小便不利,病在下焦,甘淡者下渗,故加茯苓,发散者上行,故去麻黄。喘则气上,法当降下,麻黄轻扬而上,是以去之,杏仁苦泄而下,是以加之。

清代吴谦认为小青龙汤主治表实无汗,他提出:若渴者,去半夏加花粉,避燥以生津也,若微利与噎,小便不利,少腹满,俱去麻黄,远表以就里也,加附子以去噎,散寒则噎可止,加茯苓以利水,则微利少腹满可除矣,此方与越婢汤同治水饮溢于表,而为肤胀水肿,宜发汗外解者,又因为小青龙治有寒者,故方中佐以姜桂以消阴水也。

清代吴鞠通用小青龙汤临证加减:常用小青龙汤去麻黄、细辛加杏仁、薏苡仁治风水喘咳,其人自汗者;或去麻黄、细辛加枳实、陈皮治表寒里饮,饮阻中焦,自汗恶风者。若咳呕甚者,加杏仁、生姜;腰胁痛者,加旋覆花;喘急者加厚朴、杏仁,重用半夏;眩冒者,加白术;大汗出者,倍桂枝,减干姜加麻黄根,"恐成漏汗,则阳愈虚,饮更难愈"。

清代黄元御以先天乾坤,后天脾土立说,他在《伤寒悬解》中提出:若微利者,去麻黄,加荛花如鸡子大,熬令赤色(因为下利者水邪侮土加荛花以泄水也);若渴者去半夏加瓜蒌根三两(瓜蒌根清金止渴也);若噎者去麻黄加附子一枚炮(寒水侮土浊气上逆则为噎加附子暖水而降逆也);小便不利少腹满者去麻黄加茯苓四两(茯苓以泄满也);若喘者加杏仁半斤去皮尖(杏仁利肺而止喘也)。

清代陈恭溥《伤寒论章句》曰:其或渴者,水气逆而不行,火郁于上,故去半夏之燥,加瓜蒌根,启阴液以止渴。或利者,水气下趋,君火不能下济,故加荛花导君火而下行以止利。或噎者,心下之水与少阴之水相搏也,故加附子以温之。或小便不利少腹满者,水气下逆也,故加茯苓,助脾气以利之。或喘者,水气上乘也,故加杏仁以利肺气而定喘。此皆水气内逆之病,无与麻黄,故皆去之。

历代医家对于小青龙汤加减用法,均有不同的阐述和发挥。对于若渴者,去半夏,加瓜蒌根的看法亦不尽相同,有人认为小青龙汤本就是水饮停滞证,本不当口渴,就算渴亦是口渴不多饮,如果是服药前出现口渴,考虑水饮停滞中焦,导致津液不能上承出现口渴或者水饮停滞过久,耗伤津液的可能性;如果是服药后出现口渴,则考虑水饮得温药化解,气津复来,去半夏防止燥伤津液则导致更渴症状;加瓜蒌根生津止渴作用。有人认为口渴者,乃由于水饮郁而化热,加之肺脾虚火,故加瓜蒌根清肺金之热,生津止渴,有金生水之含义。对于微利,去麻黄加荛花者,历代医家意见基本统一,均认为此时水饮位于下焦肠道,不宜使用强烈发汗药物,恰好符合《黄帝内经》所云的"在下者,引而竭之……痰凝气滞,食积所停,皆令人泄;随证祛逐,勿使逗留"和"洁净府"的指导思想。若噎者,此非肺脏之寒,亦非肺胃部食积所致,乃肾阳气亏虚,寒水上泛上逆,去麻黄,是因为肾阳本不足,过度发汗,会增加元阳外越之险;故去麻黄,加附子温肾阳,因为阳气所过,阴邪无匿处也;小便不利、少腹满,则是水饮停滞中焦脾胃所致。脾本为阴土,喜燥恶湿,现水饮停滞中焦,导致脾土运化水液功能失调,则出现水液在体内分布不均,出现小便不利、少腹满的症状,加茯苓乃起到健脾燥湿、利水作用。若喘者,去麻黄加杏仁,张仲景在其书中亦有同样用法,太阳病,下之微喘者,表未解故也,桂枝加厚朴杏仁汤主之。喘家作桂枝汤,加厚朴、杏仁佳。此处第一是因为患者本身身体虚弱,腠理已疏,再用麻黄,怕发汗太过伤津;第二是因为此处的喘,因为水饮寒邪从下循经而上,逆阻肺而出现的喘证,肺外感寒邪导致的肺气不利,肺的宣发功能失调所导致的喘,故去麻黄以避其辛散宣发,而取杏仁"疗肺气咳嗽,上气喘促"功效,治疗喘证。

　　谢鸣等认为小青龙汤临证加减从以下两个方面进行:一是根据原方证的病机变化增减:如表闭甚,里饮郁而化热,可在小青龙汤中加入适量石膏清热以兼顾,此为"小青龙加石膏汤"。如外无表证,但痰饮郁结而见咳逆上气,咯痰不利,喉中有水鸡音,则于方中去桂枝,甘草易为大枣,加射干、紫菀、款冬花开结化痰、温肺下气,变解表化饮为宣肺祛痰,下气止咳,此为"射干麻黄汤"。二是根据病证加减:①慢性支气管炎急性发作及肺炎等属素有停饮,复感风寒,见寒热无汗,咳喘痰多,可选加紫菀、款冬花,或杏仁、紫苏子;肺郁化热见热甚、苔黄脉数,加生石膏、射干。支气管哮喘属于寒痰阻肺见咳喘胸满,加橘红、炒枳壳、炒莱菔子。老年性肺气肿兼下元不足,见咳喘短气,腰膝酸软,加人参、补骨脂、当归。小儿百日咳属于风痰稽肺,见喉痒咳甚,咯白色泡沫痰,加百部、制僵蚕、蝉蜕。②肺心病及急性心力衰竭肺水肿属心肾阳虚、寒饮凌心犯肺,见胸闷心悸,减麻黄量,增桂枝、甘草用量,或加黄芪、丹参;见尿少身肿,加车前子、炒葶苈子、大枣。③过敏性鼻炎属肺脾虚寒,偶感风寒即见喷嚏频作,清涕不断,伴鼻塞声重,可加辛夷、防风、制苍耳子。卡他性中耳炎属饮聚耳窍,见眩晕、耳痛耳胀、舌滑脉弦,重用半夏,加石菖蒲、制地龙、虎耳草。④其他:慢性肾炎属肺脾虚寒,因外感风寒而见形寒肢冷,水肿或水肿加重者,可选加制附子、炒白术、茯苓、益母草。腹泻型肠易激综合征属于寒饮留聚胃肠,见腹痛畏寒、肠鸣泻泄,桂枝易肉桂,加白术、茯苓。胸腔积液见胸痛,或胸满气急而无明显热象者,可选加紫苏子、炒莱菔子、白芥子。临床上小青龙汤的加减运用远不止于此,其总的原则是:观其脉症,知犯何逆,随证治之。

　　李可认为现代人全属未病本气先虚,甚则未病本气先溃,因此,其在临床使用小青龙汤时有以下变通:

1）制附子：加至 45g,以四逆汤法驾驭小青龙汤法,重症加山茱萸 90g,则麻黄、细辛可放手去解表利水,而无辛散过度之虞;

2）人参：加至 30g,成为四逆加人参汤,滋阴和阳,益气生津,以制干姜之燥。重则改投高丽参粉 9～15g,缓缓提升下陷之气以定喘;

3）茯苓：加至 45g,成为小半夏加茯苓汤,另辟蹊径,淡渗利湿,使浸渍心胸脾胃间之水饮从小便去,协助麻黄细辛开玄府,上下分消;

4）紫菀、款冬花、白果：为使本方成为治喘神剂,从射干麻黄汤中选入紫菀、款冬花"对药",以治"咳而上气,喉间水鸡声",从近代沪上名家经验中选入定喘要药白果一味,白果与麻黄同用,一散一收,治痰喘极效;

5）竹沥：凡见喉间痰鸣漉漉者,加竹沥 60ml(三次服)以稀释涤除痰涎;

6）杏仁：痰喘实证,胸高息涌,窒闷欲死,加杏仁半升(55g),葶苈子半升(62g),大枣 30 枚,病退即去;

7）麝香：肺心病合并呼吸衰竭、脑危象者,加麝香 0.3～0.5g(首次顿冲,制附子加至 100g,山茱萸 120g,龙骨、牡蛎、磁石各 30g);

8）石膏、乌梅：寒邪郁久,入里化热,T 39℃以上者,加生石膏 250g,乌梅 36g,热退即止后服,不必尽剂;

9）白芥子：利气豁痰,搜剔内外,去皮里膜外之痰多用;

10）蝉蜕：方中麻黄有致瞑眩物质,令人一阵昏眩面赤如醉,除先煎去沫外,可加等量之蝉蜕,可免此弊。

刘军在临床上应用小青龙汤时,根据实际情况,对本方的加减方法大致如下:

1）恶寒无汗,气喘较重,可重用麻黄,再加杏仁、紫苏子以宣肺定喘;

2）发热恶寒自汗以桂枝、芍药为主,并加姜、枣以调和营卫,减去麻、辛之辛散,因不宜用于多汗表虚之体;

3）咳喘痰稀、胸胁支满、喘息不得卧、舌滑不燥可重用细辛、半夏以散饮行水,降逆化痰;

4）咳喘痰涎较多或咳呕清水可合二陈汤以和胃化痰;

5）肺寒饮重,背部冷甚加重干姜用量,以温肺化饮,取离照当空、阴霾自散之意;

6）久咳肺虚加重五味用量，敛其耗散的肺气；

7）烦躁口渴，舌黄痰黏，邪从热化可减去细辛、干姜，加石膏、桑白皮等，以清泻肺火；胸闷腹满，可加葶苈子、莱菔子、厚朴等，以疏中涤痰，泻肺定喘。

王文鼎在临床应用小青龙汤，须视病情之轻重而灵活加减。此方本治风寒停饮，若寒热夹杂，口干喜饮但不多者，加石膏；咽痛者，加山豆根；喘剧者，加杏仁；若初病表实，须发汗定喘者用麻黄，中期用麻绒，后期喘而汗出者用麻黄根30g；方中姜辛味必须等量，以调节肺气，开合有度互相制约；初病时，桂枝、白芍必须等量；病久渐虚，当仿建中汤意，芍药倍桂枝。

朱紫来辨治小青龙汤证时，甚为精细。除了注意病史、职业及临床表现外，在望诊上必须认清此证患者面多黧黑或两额黑，面白者不可轻用小青龙汤。在脉诊上，左多沉紧，右多浮滑。在运用小青龙汤时，若有汗不多，桂枝用量重于麻黄，恐发汗太过；喘甚加厚朴、杏仁；里饮偏重，加重细辛用量，最多者可达10g；呕吐痰涎加姜汁半夏。若在发作初，咳嗽重，倍干姜温肺镇咳；久咳耗气，五味子酌加。服药后表解未尽，喘咳减轻，去麻黄、芍药，恐麻黄开泄太过，桂不与麻合，无发表之虞，无麻黄不须芍药佐制，而芍药无麻黄反有留邪之弊。此时可加茯苓健脾利水，使寒饮从小便而去。如此丝丝入扣，则小青龙汤用治表寒里饮之喘咳效果十分满意。

蔡华袖在临床应用小青龙汤治疗感冒后咳嗽，注重灵活加减。其认为：咳喘痰盛、不能平卧者，加葶苈子30g，大枣12枚，桑白皮45g以泻肺逐饮；咳嗽痰多而黏腻、胸闷气逆者，加白芥子30g，莱菔子45g以豁痰降气；咳嗽痰少而稠厚、口干咽燥者，加麦冬45g，北沙参45g以养阴生津；咳嗽痰少、咽痒即咳者，加前胡30g，桔梗30g以利咽祛痰；咳嗽痰多黄稠、心烦口渴者，加黄芩30g，生石膏100g以清热化痰；喘甚者，加地龙45g以平喘；便秘者，加全瓜蒌45g宽胸行气通便。每日1剂，水煎1次，早、中、晚分3次服。

钱华在临床应用小青龙汤加减经验：慢性支气管炎、哮喘等肺系疾病，多加用化痰平喘清肺药物，如杏仁、葶苈子、紫苏子、白芥子、浙贝母、鱼腥草、生石膏、莱菔子、茯苓、白术、陈皮、紫菀、款冬花、桑白皮、紫石英、佛耳草等；过敏性鼻炎多加用辛夷、苍耳子、白芷、蝉蜕等通鼻窍之品，并辅以固本之品党参、黄芪、白术、茯苓等;病态窦房结综合征则加用补气养阴、活血温阳药物以提高疗效,如炙黄芪、党参、红参、西洋参、麦冬、制附子、补骨脂、薤白、全瓜蒌、石菖蒲、赤芍、丹参、红花等。

第四节　临证调护与预后

使用本方时医生应注意的基本事项包括:①注意干姜、五味子的用量比例。若治新喘,宜注意温散,干姜必重用;若治久喘,宜注意收敛肺气,五味子须重用。②方中麻黄配桂枝,升散之峻也。若喘甚,去麻黄易杏仁,谨防与细辛协合而辛散太过,且加杏仁降逆气而平喘,故后世叶天士治喘麻黄、细辛很少同用。③老弱及婴幼之体,尤其是患有心肾疾病者,应慎用本方,以防伤阴动阳之弊。小青龙汤用治外寒内饮证,但此药有发越下焦阳气,拔肾气之虑,凡脉沉、微喘、气短不足以息的虚喘,皆不宜予服。发越阳气的具体征象:面色如有热状、心慌心跳、喘促憋气,有时动血而鼻衄,甚者虚脱。④小青龙汤不可长期连用。久服伤阴动阳则生他变,故治咳喘时,当以小青龙汤救其急,苓桂之剂善其后(如酌选苓桂术甘汤、苓桂味甘汤、苓桂杏甘汤等)。

使用本方时患者应注意的基本事项包括:①起居有常,注意四时气候变化,防寒保暖,避免烟尘、异味及过敏原等诱发因素刺激和外邪侵袭;②饮食宜清淡,富营养,易消化的食物,忌肥甘厚味、辛辣刺激之品,戒烟酒,以免邪从内生;③怡情悦志,保持心情舒畅,善于控制自己的情绪,防止七情内伤;④加强体育锻炼,适当户外活动,提高御寒和抗病能力;⑤指导久病体虚者注意劳逸结合,肾虚者应节制房事。同时需要根据患者原发疾病的不同,体质的不同,给予不同的调护指导。

第三章　临床各论

第一节　内科疾病

一、呼吸系统疾病

1. 上呼吸道感染

上呼吸道感染简称上感,又称普通感冒。是包括鼻腔、咽或喉部急性炎症的总称。广义的上感不是一个疾病诊断,而是一组疾病,包括普通感冒、病毒性咽炎、喉炎、疱疹性咽峡炎、咽结膜热、细菌性咽－扁桃体炎。狭义的上感又称普通感冒,是最常见的急性呼吸道感染性疾病,多呈自限性,但发生率较高。上呼吸道感染即中医"感冒""外感咳嗽"等病症,治疗当解表宣肺止咳。

医案精选

◎案

刘某,男,67 岁。湖南省长沙市雨花区人。2014 年 3 月 1 日初诊。因天气变化受凉感冒 3 天,自行购买口服感冒药,无缓解(具体药物不详)。症见:恶寒发热,头痛,咳嗽,咯出白色泡沫痰,喉痒但不痛,无汗出,无胸闷,无口干、口苦、呕吐,夜尿偏多(3 次/晚),夜寐可,纳食一般,大便正常,体瘦。舌苔薄白,脉浮紧。诊断为咳嗽。辨证为外寒为主,兼有里饮。治以解表散寒,温化寒饮。方用小青龙汤。

处方:麻黄 10g(先煎 10min,去上沫),桂枝 10g,白芍 10g,干姜 6g,细辛

2g,法半夏8g,炙甘草5g,五味子6g。5剂,每日1剂,水煎服,分3次温服,每次150ml。

二诊:7天后(前来治疗夜尿多),诉其服第1剂药后症状大减,感冒咳嗽已愈。

按 本案患者年老体弱,阳气虚衰,故受凉后感受风寒之邪,侵犯太阳膀胱之经,卫阳受损,阳气被遏,正邪相争而出现恶寒发热、头痛;风寒之邪从皮毛而入,肺合皮毛,寒邪犯肺,影响肺的宣发与通调水道之功能,而出现咳嗽、喉痒、咳痰;夜尿多,乃是膀胱气化失司;苔薄白,脉浮紧亦是外寒里饮之佐证。故而取其小青龙汤原方以散寒解表,兼温阳化饮,辨证之精当,可谓丝丝入扣,故而治病起效之捷,效如桴鼓!

◎案

李某,男,32岁。患者诉一周前偶感风寒后,即出现发热、恶寒、咳嗽、痰色清稀白黏、鼻流清涕。曾在某院求治,诊断为感冒,予疏风散寒解表之剂口服,诸症虽减,但腹泻频作、泻下清稀、腹部隐痛、手足不温、食欲不振。舌淡,苔白滑,脉沉滑。脉症合参,证属寒邪犯肺、留滞不去、下迫大肠、传导失常。治以疏风散寒、通调水道。方用小青龙汤加味。

处方:麻黄5g,炙甘草6g,桂枝6g,干姜6g,五味子9g,白芍9g,半夏10g,车前子10g,细辛3g,白术12g,茯苓12g。

二诊:患者服药2剂后,腹痛消失,腹泻减轻,食欲增进。继服2剂,诸症悉除。

按 本案患者因外感风寒,风寒从口鼻及皮毛侵袭肺脏,肺卫外功能失调,故形成恶寒、发热等症状;肺气宣降失常,上逆为咳为嗽;肺主通调水道,肺失宣降,通调失司,水液不循常道,无法下输膀胱,反而流注肠道,从而发为泄泻。综上所述,可知该病症乃外寒内饮,为小青龙汤主治之证。故处方予小青龙汤温肺散寒,使肺气宣畅,水道通调,水液下走膀胱,大肠传导正常;又加茯苓、车前子、白术等健脾利水渗湿以助其功,故感冒愈而腹泻止。

2. 肺炎

肺炎是指终末气管、肺泡和肺间质的炎症。可由细菌、病毒、真菌、寄生虫等致病微生物,以及放射线、吸入性异物等理化因素引起。临床主要症状为发热、咳嗽、咳痰、痰中带血,可伴胸痛或呼吸困难等。

肺炎属中医"风温""咳嗽""肺热病"等范畴。常发生于劳倦过度,醉后当风等人体正气不足,表卫不固之时,感受风热之邪或风寒之邪,入里化热所致。素有留痰停饮之人,因感受外邪,从而引动水饮而形成小青龙汤证时,即可用小青龙汤治疗。

医案精选

◎案

张某,女,26 岁。1986 年 9 月 22 日初诊。患者 8 天前郊游归来,当晚即发热、头痛,服感冒灵后症减。翌日 T 38.5℃,伴咳嗽、气促、头痛,即到当地医院诊治。血常规:WBC 12.6×10^9/L,NE% 82%,LY% 16%;胸部 X 线片示:右下肺肺炎。肌内注射青霉素、链霉素、口服四环素等药 1 周末效。症见:发热,T 38.8℃,头痛,神疲乏力,咳嗽转频,气促、胸部憋闷,胀痛,痰多质稀。舌淡、苔心微黄,脉浮滑略数。方用小青龙加石膏汤加减。

处方:炙麻黄、甘草、干姜、桂枝各 6g,细辛 5g,石膏(打碎先煎 30min)45g,五味子 10g,法半夏、杏仁、芍药各 12g,薏苡仁 15g。

服 1 剂,热减,咳喘皆减,胸部仍觉闷痛,连服 3 剂,热退神爽,咳喘已平,胸病亦消,唯口淡,偶有稀白痰;前方去石膏,续进 3 剂,诸症若失,唯纳食欠佳。胸部 X 线片示:双肺野清,下肺炎病灶影完全消散;WBC 6.8×10^9/L,NE% 82%,LY% 16%。予陈夏六君丸调理善后,病去人安。

按 本案患者因感受外邪,外邪从皮毛侵入体内,营卫失和,致发热、头痛等感冒症状;外邪内侵入肺,影响肺之宣肺肃降功能,肺气上逆则咳嗽、气促、胸部憋闷等;痰多质稀乃体内痰饮内聚之表现;脉浮滑数,乃内有停饮,饮邪入里化热表现;综上病证表现,故用小青龙加石膏汤,以解表化饮清热。且方中重用石膏,取其辛寒清气、解热之功。后期咳喘已转好,但病耗损正气,导致脾气不振,出现纳呆等症状,故予陈夏六君丸调理脾胃,健脾助运。

◎案

某,女,32 岁,再婚 3 个月。1996 年 1 月 6 日初诊。1995 年 10 月下旬因长途旅行疲劳,又感风寒而致咳嗽,初期咳嗽痰稀薄兼白泡沫,喉痒时想咳嗽,请医用急支糖浆、甘草片、咳必清片等口服药,静脉滴注青霉素抗菌消炎药,治疗1周不愈,住院进行拍X线片检查为肺门感染,血检验、尿检验正常。治疗20天不愈,患者自动出院。又延医二三人,用止嗽散、小青龙汤等中西药治疗,又静脉滴注抗生素等药治疗33天不愈,患病长达2个月之久。咳嗽加重,阵阵痉咳,涕泪痰涎并发溢出,痛苦不堪,咳嗽严重时有少量遗尿,咳嗽达30min方见缓和,日夜并作,早重晚轻,全身乏力,苦于咳嗽。诊其脉浮细,尺脉虚弱,舌苔薄白,舌质淡红。其他症状同上。辨证为正气虚损,肾气失摄,肺肾母子受病虚弱,正虚邪盛而阵阵咳嗽、遗尿。治以扶正祛邪。方用金匮肾气汤合小青龙汤。

处方:肉桂、制附子、熟地黄、山药、山茱萸、五味子各10g,茯苓、牡丹皮、泽泻各5g,麻黄、桂枝、干姜、半夏各10g,细辛4g,芍药、炙甘草各6g。1剂,水煎服,采取早武火少煎,白天频频热饮。晚文火久煎,做二次顿服。

1剂病症减轻,翌日再诊,方药中病,效不更方,连进5剂。

二诊:1月12日。咳嗽停止,乏力减轻。病久身体虚弱,用六君子汤补肺气合六味地黄汤补肾气,5剂煎汤频饮,2日1剂,调理善后,诸症悉愈。

[按] 分析该患者病因,起病时值初冬小雪,因感受风寒咳嗽,理应辛温解表,宣肺止咳,而误用输液冷凝之品,以致风聚不能散,寒凝不能解,出现阵阵咳嗽,白沫稀痰,涕泪痰涎外溢,用小青龙汤用之不效,因患者再婚性笃,肾气受损,肺肾两虚,可致咳嗽、遗尿。肺为娇脏,畏火亦畏寒。风寒袭于肌表,客于肺气而咳嗽。当解表散寒为治,故《难经》曰:形寒冷饮则伤寒,风寒束表,故当发散。而用补液冷饮之剂,镇咳养阴敛肺之药,似雪上加霜,邪伏不出,致风聚不散,寒凝不解,留滞于肺而咳嗽。当用麻黄、桂枝,干姜、半夏、细辛,辛温解表,宣肺止咳,温肺化饮,而误用冷寒养阴敛肺之药,故咳嗽加重,涕泪痰涎并作。肺为华盖,气根于肾,性笃而损肾,肾虚及肺,宣降无力,肺肾虚损,正邪相争,故咳嗽阵作而尿滴,用肉桂、制附子、熟地黄、山药、山茱萸、五味子引火归原,补肾助阳尿不遗,用茯苓、牡丹皮、泽泻利水理痰、补而不滞,日久咳嗽耗损气血用芍药、甘草养血益气。此证如小青龙汤单用之,体虚无力驱散风寒;若金匮肾气方单用之,邪盛无从解表;肺为肾之母,补肾子之气,肺母受益,根健而叶茂,用小青龙汤合金匮肾气汤,温肺化饮而

补肾阳,采用早武火少煎,取小青龙汤疏荡驱散风寒化饮之力强,而金匮肾气方武火少煎温补药力轻微,兼故解表不伤正气。晚文火久熬,肾气汤久熬药力增浓,而文火久熬小青龙汤药力已减,兼故温补不护邪,采取两方合用补肾子之气,益肺母之气,用《难经》"子能令母实"治病之法而验效。

3. 慢性支气管炎

慢性支气管炎为临床中一种常见疾病,指的是受到感染或者非感染因素导致气管、支气管黏膜以及周围组织出现的慢性非特异性炎症,主要发病人群为老年人。

该病在中医学中,属于"咳嗽""喘证""哮证"等范畴,老年患者机体抵抗力差,长期反复性咳痰、咳嗽、气喘,肺、肾、脾俱虚,痰浊由内而生,壅遏于上,气虚瘀滞导致唇舌发绀,阳虚水泛外溢为肿,且受到外感寒邪,正气衰竭导致,无力抗邪。水饮之人一旦感受到外邪,使内饮与水寒相搏,饮动不居,内外相引,并使水寒射肺,肺失宣降,发为咳喘。自《黄帝内经》始,即有该病的相关论述,《素问·咳论》"皮毛先受邪气,邪气以从其合也"首提出咳嗽外感之由,其后云"五脏六腑皆令人咳,非独肺也",分别论述五脏六腑功能失调皆可致咳,并详述各脏腑咳嗽之症,提出"此皆聚于胃关于肺"病机并予以治法。后《诸病源候论》有"十咳"之论,子和"嗽分六气",各家论说愈繁,逮至明代张景岳提出"咳嗽一证,窃见诸家之论太繁,皆不得其要,多致后人临证莫知所从,所以治难得效,以余观之,则咳嗽之要,只惟二证? 一曰外感,一曰内伤,而尽之矣。但于二者之中当辨阴阳,当分虚实耳"可谓提纲挈领、要言不烦。后世医家多遵此论,无出其右。明末喻嘉言提出"秋伤于燥,冬生咳嗽"之论堪为发明,补外感咳嗽之不足,垂范于后世,且归纳内伤咳嗽"火盛壮水,金虚荣木,郁甚疏肝,气逆理肺,食积和中,房劳补下"治法六则,并告诫医者"用热远热,用寒远寒,内已先伤,药不宜峻"及新久咳嗽六条戒律,可谓补前之不足,有功于后世。叶天士《临证指南医案》亦详述咳嗽之肇端及治则治法,其病因病机、治法方药等相关理论趋于完善,现代医家根据该病临床主要表现,将其多归属于"咳嗽""支饮"范畴。

医案精选

◎案

陈某,男,40岁。咳嗽反复发作4年,X线胸片检查示慢性支气管炎,近1周咳嗽加重。症见:咳嗽,咯痰不爽,痰白黏稠,咽痒,胸闷,神疲倦怠,纳差便溏。舌淡红,苔薄白,脉细滑。西医诊断为慢性支气管炎急性发作。中医诊断为咳嗽。辨证为寒饮伏肺,肺气不宣。治以散寒逐饮,宣肺止咳。方用小青龙汤加味。

处方:麻黄15g,桂枝15g,白芍15g,炙甘草15g,干姜15g,细辛15g,清半夏30g,五味子15g,陈皮10g。7剂,每日1剂,水煎服。

二诊:咳嗽减轻,痰涎减少,上方加仙茅10g,淫羊藿10g,鹿角胶10g(另化服),继服7剂以补肝肾,益精血,祛风除湿。

三诊:咳嗽及诸症消除,上方加黄芪30g,党参20g,白术15g,茯苓30g,继服7剂以益气健脾补肺,调理善后。随诊半年,咳嗽未见复发。

按 本案患者平素嗜食肥甘喜冷饮,兼病程日久,致脾失健运,寒痰内生,上干于肺,故见咳嗽反复发作;肺气不宣,寒痰上犯,故咯痰不爽,痰白黏稠,咽痒;因肺虚而又痰阻气机,故胸闷;脾气虚弱故神疲倦怠,纳差便溏;舌淡红,苔薄白,脉细滑均为寒痰内阻之证。故用小青龙汤加味以散寒逐饮,宣肺止咳治之。方中麻黄、桂枝温经散寒;干姜、细辛温化寒饮;半夏燥湿化饮;五味子酸温、敛肺滋肾;甘草、白芍缓急止痛、调和诸药;陈皮理气调中,燥湿化痰;仙茅、淫羊藿、鹿角胶补肝肾,益精血,祛风除湿;黄芪、党参、白术、茯苓益气健脾补肺。全方散寒逐饮,宣肺止咳,并佐以健脾补肺,做到药证相符,咳嗽病可愈矣。

◎案

某,男,72岁。2014年11月22日初诊。本为老年慢性支气管炎患者,1周前感寒而见咳嗽,咽痒,咽部痰声噜噜,胃脘痞闷,心悸,大便日三四行,便稀。舌红暗、苔白稍厚腻,六脉小紧,小数而细,力不足,两尺弱甚。诊断为咳嗽。辨证为阳虚寒湿,心阴不足。治以小青龙汤合生脉散加减。

处方:制附子10g,法半夏10g,桂枝15g,芍药8g,干姜15g,炙甘草30g,细辛10g,五味子10g,麦冬10g,党参20g,肺筋草20g,磁石10g。6剂,每日1

剂,分 3 次服。

二诊:11 月 29 日。药后咳嗽明显好转,心悸减轻,咽部痰鸣音减轻,大便同前,胃脘仍觉痞闷。舌红暗、苔白厚腻于舌中,脉两关上浮大,寸沉而滑数,关下及尺沉弱。治以小青龙汤合苇茎汤加减。

处方:上方去麦冬、党参、肺筋草、磁石,加苇茎 20g,薏苡仁 20g,海蛤粉 15g,猪牙皂 3g,藿香 15g。后依法治疗,再进 6 剂而愈。

按 患者咳嗽、咽痒,脉小紧者为冬日感受风寒之邪,肺失宣降所致。咽部痰声噜噜、胃部痞闷、大便日三四行、苔白微厚腻,因患者年老体弱,脾胃虚弱,痰湿内盛,阻于息道而痰声噜噜;邪气外束,内有痰阻,中焦气机不利,故胃脘痞闷;痰湿下流于肠,故而腹泻。脉无力者,阳气本虚也。心悸,脉小数而细者,心阴不足也。故以小青龙汤合四逆汤、桂枝甘草汤、生脉散加减治疗。以小青龙汤温肺化饮解表,用肺筋草代替麻黄以散寒止咳,四逆汤合党参以治生痰之源,桂枝甘草汤合生脉散益气养阴以补心。患者年老而肾气不足,尺脉弱甚,不能纳气,故以磁石助之,其又能止心悸。二诊见两关上浮大、寸沉滑、苔白厚腻于舌中者,乃痰湿内阻将欲化热之象,故去肺筋草,加苇茎 20g、薏苡仁 20g、海蛤粉 15g、猪牙皂 3g 以增强祛痰之力,与小青龙汤、四逆汤寒温并用,标本共治;加藿香以芳香除湿,宣畅气机,以助解表;心悸已了,故去麦冬、党参、磁石,以防更助痰湿之邪。

4.急性支气管炎

急性支气管炎,是由于病毒或细菌等病原体感染所致的支气管黏膜急性炎症,是临床的常见病、多发病,往往继发于上呼吸道感染之后,也常为肺炎的早期表现。本病多同时累及气管、支气管,故正确命名应为急性气管支气管炎。临床以咳嗽伴(或不伴)有支气管分泌物增多为特征。

该病属于中医学"外感咳嗽"。多因风寒之邪,外束肌表,肺卫失宣,肺气郁闭,卫阳被遏,可见恶寒、发热、鼻塞、流清涕、头痛等症;寒邪郁肺,气不布津,凝聚为痰,故咯痰色白清稀;舌苔薄白,脉浮紧均为风寒束肺之象。外感之嗽,无论四时,必皆因于寒邪,盖寒随时气入客肺中,所以治嗽但以辛温,其邪自散。可用小青龙加减治疗。

医案精选

◎案

李某,女,28 岁。素无咳嗽、咳痰之患,年冬受寒,初发咳嗽有痰伴寒热,诊断为上感、急性支气管炎,予以常规消炎、止咳化痰,少效;又行相关检查,无任何明显病症特征。继续使用多种高级甚至进口抗生素,给予对症处理,咳嗽时好时差,均不能痊愈,历时已半年。症见:咳嗽痰多,痰呈白色泡沫样,夜咳重,至不能平卧,面部轻度水肿,身体沉重,数月来一直辗转难眠,似有恶寒身热,无汗,纳呆,二便可,舌质淡,苔白滑,脉浮。诊断为咳嗽。辨证为寒饮内停。方用小青龙汤加减。

处方:炙麻黄 10g,桂枝 10g,法半夏 15g,五味子 12g,干姜 10g,炙甘草 10g,白芍 15g,细辛 6g。5 剂,每日 1 剂,水煎服,分 2 次温服。

服上药后,咳嗽痊愈,随访一年未发。

按 本型咳嗽,当以痰辨。咳嗽,责之于素有水饮之人,被新感外寒引动而发。此案"恶寒身热,无汗,脉浮",表不解之象;"面部轻度水肿,身体沉重",水气之征;"咳嗽痰多,痰呈白色泡沫样",寒水之状。深合小青龙汤病机,一药而愈。患者咳嗽达半年之久,仍有"恶寒,发热"表证存在,是新感?是痼疾?患者素无咳嗽、咳痰之疾,饮邪何来?因此,临症既应只要有其证,就可认为"表不解",及"有水气",非局限于"新感"或"素有"之说,也符合仲景"但见一证便是,不必悉具"及"观其脉证,知犯何逆,以法治之"的论治思想。故予小青龙汤原方,诸药相合,共奏解表散寒、温肺化饮之功。

◎案

何某,男,35 岁。2014 年 4 月 17 日初诊。诉咳嗽 1 个月,伴鼻塞,流清涕,咽痒,夜间 11 点自觉发热,咳嗽后恶心欲吐,痰多质稀,易咯出。查其体瘦,肤白,皮肤细腻,平素情绪不高,小心思较重。舌暗红,苔腻,脉细。X 线胸片示:支气管炎,肺纹理增多增粗。西医诊断为急性支气管炎。中医诊断为咳嗽。辨证为寒饮伏肺。治以温化痰饮。方用小青龙汤主方加减。

处方:桂枝 10g,白芍 10g,柴胡 10g,干姜 10g,细辛 6g,姜半夏 12g,甘草 10g,五味子 8g,茯苓 12g。7 剂,每日 1 剂,水煎服,早、晚 2 次温服。

2014 年 5 月 30 日因痔疮发作前来就诊,自诉上次治疗咳嗽效果显著,1

周痊愈,体力充沛,工作效率很高,从有过的感受。

按 患者体瘦,阴液不足,忌发大汗,故去麻黄;情绪不高,小心思较重,多见郁气郁结,亦可导致肝气犯肺,出现咳嗽;夜间咳嗽,此时阳气已尽,病机属患者阳气不足;复加外感寒邪,水饮不化,因此鼻清水涕,应以温阳化饮,处以小青龙汤主方,去麻黄,纳柴胡。咳嗽后恶心欲吐,可视为"上冲"之症,《金匮要略·痰饮咳嗽病脉证并治第十二》见"……与茯苓桂枝五味甘草汤,治其气冲",加茯苓,合方使用,意在化痰治冲之意。

5. 渗出性胸膜炎

渗出性胸膜炎,是致病因素(通常为病毒或细菌)刺激胸膜所致的胸膜炎症。可由多种病因引起,如感染、恶性肿瘤、结缔组织病、肺栓塞等。主要临床表现为胸痛、咳嗽、胸闷、气急,甚则呼吸困难,感染性胸膜炎或胸腔积液继发感染时,可有恶寒、发热。

该病属于中医学"悬饮"范畴。多因素体虚弱,劳倦内伤或其他慢性疾病损伤,导致肺气虚弱,水饮不化,复遇外邪侵袭。外感引动内饮,结于胸胁而为病。水饮结于胸胁,饮邪上迫于肺,使肺失肃降,则气短息促不能平卧。外感寒湿,束于肌表,则恶寒发热。苔白腻或边有齿痕,脉弦滑,均为水饮内结之候。治当温肺化饮,通络逐水。方以小青龙汤加减。

医案精选

◎案

陈某,女,59 岁,美国华侨。1986 年 9 月 17 日初诊。因咳喘痰多反复发作 4 月余,伴胸痛 1 周入院。入院前曾在美国多方求治数家医院,用多种抗生素及止咳药无效,咳嗽渐甚,痰多质稀,近 1 周伴右侧胸胁疼痛,咳嗽气促,病情加重,故专程从美国回国治疗。诊时神疲乏力,咳嗽痰多,质稀色白,卧则气短,右胸胁疼痛,咳唾转侧,左侧亦有引痛,口渴喜热饮。舌淡偏暗、苔白略滑,脉细滑。T 37.1 ~ 37.5℃,P 96 ~ 100 次/min,呼吸(R)22 次/min,BP 100/60mmHg。右胸稍隆起,叩诊过清音,左下肺呈浊音;右侧语颤强,左侧语颤减弱,双肺呼吸音减弱,以左侧为甚;右下肺可闻及湿性啰音。痰培养:肺炎双球菌;血常规:WBC 11.4×10^9,NE% 77%,LY% 22%。X 线胸片示:双肺纹理增粗,左胸膜增厚粘连,左肋膈角变钝,见有移动性液体,左膈活动受限,右肋膈角稍钝,密度增高,左上肺陈旧性肺结核。中医诊断为悬饮。辨证为饮停胸胁,脉络受阻,肺气不利。治悬饮,常用十枣汤类方。因患者病久体虚,恐不堪峻逐,故拟温肺化饮。方用小青龙汤加减。

处方:炙麻黄、五味子、桂枝各 10g,干姜、炙甘草各 6g,细辛 3g,法半夏、杏仁各 12g,白芍、桃仁、茯苓、丝瓜络各 15g。3 剂,每日 1 剂,水煎服,早晚分 2 次温服。

二诊:服药 3 剂后,咳嗽、胸痛等症明显减轻,咯痰少,可平卧。以此方加减进服 20 余剂,呼吸平顺,卧起行走自如,咳嗽、胸痛等症均愈,出院时查各生理检查均正常。为巩固疗效,带本方数剂,加用理中丸以调理善后。

按 此乃悬饮之证,本该用十枣汤收功。然本案患者病久不愈,正气不支,攻之必不堪任,故舍十枣汤之属。观其病证,患者咳嗽痰多、质稀色白,乃为体内有痰饮为患;饮邪盘踞胸中,不通则通,则见胸胁疼痛,咳唾转侧。舌淡偏暗、苔白略滑,脉细滑,舌脉亦为寒饮内聚之象。该病与小青龙汤证不谋而合,故径用小青龙汤以温肺化饮;并加用桃仁、丝瓜络以活血通络止痛;茯苓以健脾利湿,竟收全功。

◎案

王某,男,25 岁。1984 年 9 月 6 日初诊。旬前因受凉而发热恶寒,咳嗽胸痛。经治胸痛略减而咳喘胸闷加重,近日又兼心悸,短气乏力。舌苔白腻,脉沉滑数。X 线胸片示:右侧胸腔积液。西医诊断为渗出性胸膜炎(原因待查,结核已排除)。中医诊断为悬饮。辨证为水饮停胸,气机不利。治以宣肺利水、平喘定悸。方用小青龙汤加减。

处方:炙麻黄 10g,桂枝 12g,干姜 6g,细辛 3 克,法半夏 12g,五味子 10g,赤芍 10g,瓜蒌 10g,杏仁 12g,茯苓 15g,泽泻 10g。5 剂,每日 1 剂,水煎服,早、晚分 2 次温服。

二诊:服药 3 剂后,寒热喘悸均减,自述药后小便甚多。继进 5 剂,复查 X 线胸片示:右侧肋膈角变钝。后以上药调理周余而愈。

按 此案患者乃体内素有水饮停留,因水饮内蓄,加之外感风寒,风寒束肺,肺气宣发肃降功能失调,不能通调水道,水液不归正化,上源之水溢于胸胁从而导致本病。因水饮内蓄为本,外感风寒为标,方用小青龙汤,标本兼顾、表里双解。在小青龙汤基础上加宽胸理气之瓜蒌,合桂枝、半夏,乃行瓜蒌桂枝半夏汤之义;另用茯苓、泽泻健脾利湿,使水饮从小便而去,乃遵循"治湿不利小便,非其治也"之旨。全方合用,解表化饮,表里双解。

6. 支气管哮喘

支气管哮喘由多种细胞(如嗜酸性粒细胞、肥大细胞、T 淋巴细胞、嗜中性粒细胞、气道上皮细胞等)和细胞组分参与的气道慢性炎症性疾患。这种慢性炎症导致气道高反应性的增加,并引起反复发作性的喘息、气急、胸闷或咳嗽等症状,常在夜间和(或)清晨发作、加剧,通常出现广泛多变的可逆性气流受限,多数患者可自行缓解或经治疗缓解。

根据其发病特点,现代医家多将其归属于中医学"哮病""喘证"等范畴,《素问·阴阳别论》"阴争于内,阳扰于外,魄汗未藏,四逆而起,起则熏肺,使人喘鸣"首论述了该病病因及症状;《金匮要略》"咳而上气,喉中水鸡声,射干麻黄汤主之"及《金匮要略》"膈上病痰,满喘咳吐,发则寒热,背痛腰疼,目泣自出,其人振振身瞤剧,必有伏饮",后朱丹溪于此基础上明确"哮喘"病名,并提出哮喘"专主于痰",在治疗上论述"未发以扶正气为主,既发以攻邪气为急"的原则,为后世医家尊崇。后虞抟明辨喘、哮之别,戴思恭创"宿根"之说,秦景明论及哮之缠绵,理论趋于完备,至清代李用粹,将哮病病因病机进行了精辟的总结,《证治汇补》:"哮即痰喘之久而常发者,因内有壅塞之气,外有非时之感,膈有胶固之痰,三者相合,闭拒气道,搏击有声,发为哮病。"对于该病的治疗,大都遵丹溪法,发作期治以攻邪治标,祛痰利气;寒者温之,热者清之,寒热交错,温清并施,病程久者,正虚邪实又当兼顾正气,勿拘于祛邪。平时以扶正为本,多方培补,乃能奏效。

医案精选

◎案

林某,男,69 岁。年幼时于冬季受寒后,频发咳喘,一直未予治疗。平素神疲乏力,语音低微,咳喘痰多,咯吐白色痰,形寒肢冷,尤以胸背为甚,得暖则舒。舌体胖大边有齿痕、苔白腻,脉沉细。诊断为喘病。辨证为肺脾气虚,寒痰久蕴。治以温补肺脾、散寒化痰、宣肺止咳。方用小青龙汤合补中益气汤加减化裁。

处方:炙麻黄 12g,桂枝、黄芪、党参、半夏、白芍各 10g,干姜 6g,细辛 3g,五味子 5g,陈皮 9g。7 剂,每日 1 剂,水煎服,早晚 2 次分服。

二诊:服药 7 剂后咳嗽减轻,咳痰减少,体力好转,肢体转暖,但仍神疲,胸背寒冷,予炙麻黄、桂枝加量至 15g,干姜加量至 9g 以增强温肺散寒之力。予黄芪、党参各 15g,白术 10g 增健脾益气之功。再服 7 剂,诸症缓解。

按 患者年高肾亏,病程长久,耗伤脾气,脾气亏虚,导致先天后天皆损;又因寒痰伏肺日久,肺失宣肃,痰气交阻,发为哮喘。故以蜜炙麻黄发散肺寒、驱除邪气、宣发肺气、止咳平喘为君;桂枝、干姜、细辛、半夏四药合用以温肺化饮、降逆平喘;五味子、白芍秉酸收之性,以收敛肺气;加用黄芪、党参补中益气、培土生金。全方诸药合用,以行温补肺脾、散寒化痰、宣利肺气止咳之功。后期并予补中益气丸健脾益气、培元固本。

◎案

刘某,女,56 岁。2008 年 11 月 14 日初诊。因患哮喘 5 年。常发作,入冬尤甚,受凉即发;胸闷气急,身寒肢冷,日轻暮重。西医诊断为支气管哮喘继发感染,给予抗菌、平喘等中西药治疗 1 月之久,哮喘未能缓解。症见:端坐呼吸,张口抬肩,痰多而稀。舌紫暗、苔白腻,脉细数。中医诊断为哮喘。辨证为外寒里饮。治以温肺化痰,解表通阳,佐以平喘。方用小青龙汤加减。

处方:炙麻黄 15g,桂枝 9g,五味子 9g,干姜 9g,制半夏 30g,白芍 30g,细辛 6g,甘草 15g,因寒痰黏稠加旋覆花 10g(包煎)。

水煎 2 次,合药液,睡前顿服。药后 30min,喘渐平,自觉身热,平卧入睡。停用一切西药,继服 1 剂巩固疗效。后用益肾纳气,固本培元善后。

按 患者因感受外邪,风寒外来;又体内素有留饮,饮邪内停,阻遏阳气,肺气失宣,发为喘哮。治以温肺化痰,解表通阳,佐以平喘。本方重用麻黄意在加强宣肺平喘作用,又恐过汗而改炙用;重用白芍配桂枝以调和营卫;重用半夏意在加强止咳化痰;细辛之用量,文献有"单味服用不过钱,过量有气闭致死"之说,配以等量甘草入煎,虽用至 9g 并无此弊。

7. 咳嗽变异性哮喘

咳嗽性哮喘,又称咳嗽变异性哮喘,是指以慢性咳嗽为主要或唯一临床表现的一种特殊类型哮喘。咳嗽可能是哮喘的唯一症状,主要为长期顽固性干咳,常常在吸入刺激性气味、冷空气、接触变应原、运动或上呼吸道感染后诱发,部分患者没有任何诱因。多在夜间或凌晨加剧。有的患者发作有一定的季节性,以春秋为多。

该病属于中医学"哮病""喘证"等范畴,对哮喘发病时喉间哮鸣、难以平卧的特点描述准确,并予以方药,且将其归于痰饮中的"伏饮"证,提示本病发病与痰饮内伏关系密切。对于该病的治疗,发作期治以攻邪治标,祛痰利气;病程久者,正虚邪实又当兼顾正气,勿拘于祛邪。平时以扶正为本,多方培补,乃能奏效。

医案精选

◎案

张某,男,6 岁。2012 年 9 月 10 日初诊。咳嗽反复 3 月余,患儿平素特别喜欢吃冷饮,每天冰激凌不断,因外感后咳嗽不止,服多种中西药物不愈,考虑咳嗽变异性哮喘。症见:咳嗽,有痰,早、晚咳甚,遇冷空气加重,伴鼻痒,晨起阵发性打喷嚏。双下眼睑发暗,舌淡红,苔白滑,脉弦细。诊断为咳嗽。辨证为寒饮内伏。治当温肺化饮。方用小青龙汤加味。

处方:炙麻黄 6g,桂枝 10g,细辛 3g,法半夏 10g,干姜 6g,白芍 10g,五味子 6g,紫菀 6g,款冬花 10g,杏仁 10g,紫苏子 10g,葶苈子 10g,百部 10g,白屈菜根 10g,甘草 6g。5 剂,每日 1 剂,水煎服,早、晚分 2 次温服。

二诊:5 剂药后患儿咳嗽减轻,痰量明显减少。上方加诃子 10g,继服 7 剂而愈。嘱患儿避风寒,忌食冷饮,以免复发。

按《素问·咳论》曰:其寒饮食入胃,从肺脉上至于肺则肺寒,肺寒则外内合邪,因而客之,则为肺咳。《灵枢·邪气脏腑病形》曰:形寒寒饮则伤肺,以其两寒相感,中外皆伤,故气逆而上行。而该患儿偏嗜冷饮,复受外感而发病,"内外皆寒"病机明确,故咳嗽呈现出早晚咳甚,遇冷空气加重等阴邪致病的特点。双下眼睑发暗为水气之色,舌淡、苔白滑,脉弦细均为饮邪内停之征。故应用小青龙汤温肺化饮,方中干姜、细辛、五味子三味药是治疗饮咳之核心药物。加白屈菜根解痉镇咳,百部、杏仁润肺止咳,合苏葶丸以降气化痰;二诊时诸症减轻,加用诃子以敛肺止咳。

◎案

赵某,女,42岁。2011年11月23日初诊。自诉冬春季节易发生咳嗽,8天前受凉后出现刺激性干咳,无痰,夜间加重,遇冷空气、刺激性气味能诱发或加重。舌淡红,苔薄白,脉浮紧。X线胸片正常,支气管舒张试验及支气管激发试验阳性。西医诊断为咳嗽变异性哮喘。中医诊断为咳嗽。辨证为外感风寒、寒饮内停。治以解表散寒,温肺化饮。方用小青龙汤加减合用多索茶碱、舒利迭(沙美特罗替卡松粉吸入剂)治疗。

处方:炙麻黄10g,桂枝10g,干姜10g,细辛4g,白芍12g,五味子10g,半夏10g,炙甘草6g,杏仁10g。7剂,每日1剂,水煎服,早、晚分2次温服。

1周后复诊,咳嗽缓解。

按 本案患者病因病机乃风寒袭肺,肺气失宣,津液凝滞。《医学三字经·咳嗽》曰:肺为脏腑之华盖,呼之则虚,吸之则满,只受得本然之正气,受不得外来之客气,客气干之则呛而咳矣。小青龙汤是治疗外感风寒、寒饮内停、肺气上逆之方,本病风寒表证不重,故把麻黄改炙麻黄以加强宣肺平喘咳之功,桂枝助麻黄散寒,又化气行水以利内饮之化,干姜、细辛温里化饮,五味子敛肺止咳,白芍和营养血,两药与辛散之品相配,一散一收,既可增强止咳平喘之功,又可制约诸药辛散温燥太过之弊,半夏温燥化痰、和胃降逆,炙甘草调和诸药,全方合用,疗效极佳。

8.肺气肿

慢性阻塞性肺气肿,在临床上是一种比较常见的肺部疾病,该病的高发群体为中老年人。该病主要是由于肺部感染、大气污染以及吸烟等因素引起的,当慢性支气管炎长期受到上述因素影响,会反复发作,甚至会引起不同程度的阻塞现象,继而会对支气管的远端肺泡造成过度膨胀,促使其压力明显升高,而肺泡壁的弹性功能会显著降低,最终会导致慢性阻塞性肺气肿疾病。

该病属于中医学"肿胀""喘证"范畴。病初始见:初期咳嗽气逆,损伤肺气,肺气虚则表不固,每遇客邪入侵,致使咳嗽、喘逆反复发作。肺气不利,失于宣降;肺气上逆,逆为喘息,咳逆气急甚则不能平卧;肺气能敛降,壅滞则胸部胀满。《灵枢·经脉》有云:肺手太阴之脉,是动则病肺胀满,膨膨而喘咳。指出肺胀的症状有喘、咳及胸肺部膨满等。舌质淡,苔白滑,脉弦滑,为内有饮邪,外有束寒之象。小青龙汤主要治疗表寒内饮型肺气肿,小青龙汤治疗该证可以达到化痰止咳、和胃健脾、止痛、散寒、平喘、通络温经等效果。

医案精选

◎案

王某,男,54 岁。2004 年 8 月 5 日初诊。患者咳喘已 10 余年,往往冬发夏愈,诊断为肺气肿。今年起,自春夏,频发无度。现值盛夏,尚穿棉袄,夜睡棉被,凛凛恶寒,背部尤甚;咳吐稀痰,盈杯盈碗,气喘不能平卧;苔薄白,脉弦紧。中医诊断为喘病。辨证为风寒外束、饮邪内停、阻遏阳气、肺气失宣。治以温肺化饮、解表散寒。方用小青龙汤加味。

处方:炙麻黄3g,桂枝9g,姜半夏9g,五味子3g,干姜4.5g,白芍9g,细辛1.8g,白术9g,炙甘草3g。

二诊:8 月 13 日。投青龙剂后咳嗽已稀,已弃棉衣,畏寒亦减,前既中肯,毋事更张。原方加干姜至6g,细辛加至3g。

三诊:8 月 29 日。青龙剂已服 6 剂,咳喘平,已能穿单衣,睡席子,夜寐通宵,为除邪务尽,原方再服 3 剂。

四诊:9 月 9 日。诸恙悉减,唯动则气喘,初病在肺,久必及肾,配都气丸常服,以图根除。

按 患者咳喘病程已 10 余年,病程较长,易耗损肺气,导致正气不足,内生痰湿;盛夏仍着棉袄,凛凛恶寒,背部尤甚,此乃寒湿水饮停聚体内,湿为阴邪,易耗伤阳气,阳气温煦不足,导致恶寒;再者咳吐稀痰,量多,气喘不能平卧,为痰湿内阻于肺,肺气肃降不能,上逆为咳为喘。上述症状为饮邪内停、阻遏阳气、肺气失宣所致。治当解表散寒、温肺化饮。此为小青龙汤的主治之证。方用炙麻黄、桂枝解表散寒、宣肺平喘;姜半夏、五味子、干姜、细辛温肺散饮;白芍、甘草,收敛肺气、调和诸药;另加用白术健脾益气、培土生金,巩固疗效。全方诸药共奏散寒温肺之功,疗效明确。

◎案

柴某,男,54 岁。2007 年 1 月 10 日初诊。患者咳喘 10 余年,冬重夏轻,经多家医院诊断为慢性支气管炎、慢性阻塞性肺气肿。选用中西药治疗而效果不佳。症见:气喘憋闷,耸肩提肚,咳吐大量稀白痰,每到夜晚加重,不能平卧,背部恶寒。舌淡红,舌苔水滑,脉弦滑。查体:面色黧黑,口唇发绀,双肺散在干啰音,未闻及湿啰音。血常规:WBC 6.3×10^9/L,NE% 59.37%。近期肺 CT 示:双肺纹理紊乱、增强,符合慢性支气管炎、肺气肿表现。中医诊断为肺胀。辨证为寒饮内伏、上射于肺。治以温肺胃以散水寒。方用小青龙汤加味。

处方:炙麻黄 7.5g,桂枝 15g,干姜 10g,五味子 10g,细辛 3g,半夏 10g,白芍 15g,炙甘草 10g,紫菀 15g,白前 15g,紫苏子 10g,陈皮 15g,茯苓 15g。7剂,每日 1 剂,水煎服,分 2 次温服。

二诊:服 7 剂后咳喘大减,咯痰减少,夜能卧寐,胸中觉舒畅。上方去细辛,减炙麻黄为 5g,加杏仁 10g。服 7 剂后,咳喘好转,咯痰减少。继服 5 剂以巩固疗效。

按 该患者为体内素有寒饮内伏,从外感邪引动内饮上射于肺所致,故出现咳逆、倚息不能卧,背部恶寒等症。首选小青龙汤以解表散寒、温肺化饮。然而患者咯痰,痰量较大,故方中加紫菀、白前以肃肺化痰,紫苏子降气平喘,陈皮、茯苓健脾化痰。小青龙汤虽为寒饮咳喘之效方,但发散力较大,能上耗肺气,下拔肾根,不可久服。故二诊之时去桂枝、细辛之辛温发散,继用干姜、茯苓等之类温化寒饮,此即《金匮要略》"病痰饮者,一当以温药和之"的要义。

8.肺间质纤维化

肺间质纤维化是呼吸系统中难治疾病之一,其发病原因多不明,虽然不同的间质性肺疾病的发病机制有显著区别,如何最终导致肺纤维化的机制尚未完全阐明,但炎症为其共同规律,在炎症损伤和修复过程中导致肺纤维化的形成。西医对其治疗无特效办法,中医通过辨证治疗,针对小青龙汤证的肺中虚冷的这一特点,与肺间质纤维化的临床表现具有一致性。肺间质纤维化临床主要表现为喘促,甚者不得平卧,进行性呼吸困难,咳嗽,咯痰、痰多而稀,呈泡沫状,畏寒,四肢凉冷,或身体疼重,背寒,头面四肢浮肿等症,舌苔白滑或白而微腻,脉浮紧或弦滑。小青龙汤为治表寒兼里饮,而偏重于里饮之剂。本方其病机核心为肺中虚寒,内停水饮,故与该病相合,临床可辨证使用。

医案精选

◎案

胡某,男,67 岁,煤矿工人。2013 年 11 月 10 日初诊。患者因"反复咳嗽咯痰、喘息 15 年,再发加重 3 天"前来就诊。患者因从事煤矿工作,长期吸入煤灰、烟尘等污染物,自 15 年前出现咳嗽咯痰,痰色白清稀如泡沫,每感受风寒则上症加重,渐出现喘息,动则喘甚,甚至喘息不能平卧。于西医院行相关检查,诊断为肺间质纤维化。予相关对症治疗症状可缓解。3 天前因淋雨感受风寒,上述症状复发加重。症见:轻微恶寒,无发热,喘气,夜间不能平卧,咳嗽、咯痰,咯白色泡沫样痰,怕冷,尤以背部为主。舌质淡暗,苔白滑,脉浮滑。西医诊断为肺间质纤维化。中医诊断为喘证。辨证为风寒袭表,内有停饮。治以解表化饮。方用小青龙汤加减。

处方:炙麻黄 7g,桂枝 15g,白芍 10g,细辛 3g,干姜 10g,五味子 15g,半夏 7g,甘草 10g。7 剂,每日 1 剂,水煎服,分 2 次温服。

二诊:服药 7 剂后,患者诸症好转,仍见轻微咳嗽、咳痰,舌脉同前。继服上方 10 剂。嘱患者尽量卧床休息,勿做重体力活动,避风寒。10 剂后诸症痊愈。

按 患者缓慢起病,病程较长,进行性加重,因其身体虚弱、脏腑功能衰退、正气不足,肺、脾、肾三脏功能失调。患者咳喘有宿根,每因寒冷或劳累而复发,即所谓"内有痰饮"又外感风寒。急性发作时,当以发作攻邪为先,表邪得解,闭路得开,则痰自利而气自下,肃降复而喘自平。故用小青龙汤加减。方中麻黄宣肺平喘行水,桂枝益心阳充心气,麻黄、桂枝相须,宣肺平喘。干姜、细辛温肺化饮,兼助麻黄、桂枝辛散风寒。五味子敛肺止咳,并防君药辛散太过;芍药敛阴和营,合甘草酸甘化阴、柔缓经脉以利止咳,并可缓和麻黄、桂枝辛散太过,合为内除水饮之剂。半夏燥湿化痰,和胃降逆。炙甘草益气和中,调和诸药。全方散中有收、开中有合、宣中有降,祛邪而不伤正,敛肺而不碍邪。诸药合用,共奏解表散寒、温肺化饮之功。

◎案

胡某,男,49岁。2005年8月2日初诊。诉近几个月来,活动后气促胸闷,平时怕冷,无咳嗽。查体:双肺底有湿啰音。X线胸片示:双肺见有弥漫性网状和点片状阴影,右肺较重;心电图及红细胞沉降率(血沉)正常,抗核抗体阴性。舌质淡,有斑,苔白,脉沉弦。西医诊断为间质性肺炎合并纤维化。中医诊断为胸痹。辨证为水饮内停,肺气不宣,瘀血内阻。治以温化水饮,活血逐瘀。方予小青龙汤加减。

处方:干姜10g,细辛15g,半夏10g,炙麻黄10g,五味子6g,杏仁6g,土鳖虫12g,蜂房12g,地龙15g,甘草6g,僵蚕15g。20剂,每日1剂,水煎服,早、晚分2次温服。

二诊:服药20剂后,活动后气促减轻。舌质淡,有斑,双肺仍有湿啰音。予上方加茯苓30g,白术15g继服。上方加减服用共200剂,双肺湿啰音消失,临床治愈。

按 本案患者素体阳虚,阳气温煦不行,水液运行受阻,导致水饮内停,肺失宣降,瘀血内阻。方用小青龙汤加减,方中干姜、细辛、半夏温化水饮;麻黄、杏仁宣肺止咳;土鳖虫、地龙、蜂房逐瘀血;五味子散中有收,敛麻黄耗散之性;白术、茯苓温中补脾,培土生金。守方治疗,肺气通畅,水液输布正常而愈。

9.自发性气胸

自发性气胸是指在无外伤或人为因素的情况下,肺组织及脏层胸膜突然破裂而引起的胸腔积气。根据脏层胸膜破裂的情况及其发生后对胸膜腔内压力的影响,将气胸分为以下三种类型,即闭合性(单纯性)、张力性(高压性)、交通性(开放性)气胸。

历代中医文献中无气胸之病名,亦无专文对气胸进行阐述,但根据其发作症状的胸痛、胸闷、咳嗽、气短,可归于中医学"胸痹""胁痛""咳嗽""喘证""肺胀"等范畴。当气胸发病因于外感风寒,内有停饮时,即可辨证使用小青龙汤加减,以发散风寒、温肺化饮。

医案精选

◎案

张某,男,29 岁。1989 年 7 月 8 日初诊。患者 7 月 5 日开山炸石,日暮而归,因天气炎热,汗流浃背,而贪凉饮冷,继用冷水冲身,浴毕,周身皮肤粟起。翌日晨起,自觉左侧胸部疼痛,有压迫感,并伴咳嗽,气憋,呼吸困难,恶寒无汗,周身疼痛,遂到县人民医院就诊,诊断为自发性气胸。入院给予穿刺抽气术后,症状能缓解。约 5 小时后,胸闷、呼吸困难等症状复如故,夜间不能平卧,因拒绝再穿刺而自动出院,而来本院门诊。症见:神清、体格瘦长,精神萎靡,表情痛苦,呻吟不已,咳嗽、胸痛、胸闷、呼吸困难,难以平卧。恶寒无汗,周身疼痛,T 38℃,左侧胸部膨隆,呼吸活动减弱,叩诊呈鼓音。听诊:左侧呼吸音消失,心浊音界消失。舌苔白滑,脉浮紧。胸部透视示:左侧胸部透明度增强,肺纹理消失,气管向右偏移,左肺压缩 50%。中医辨证为寒湿束表,玄府闭塞,肺气不宣。治以解表宣肺。方用麻黄汤加味。

处方:麻黄 12g,桂枝 12g,杏仁 10g,炙甘草 10g,连翘 15g,枳壳 10g。取常水煎取汁 500ml,分 2 次温服。

二诊:服 1 剂后,汗出,热退,恶寒身痛减轻,咳嗽胸痛锐减,呼吸大为舒畅。胸部透视示:左肺压缩至 20%。舌苔仍白而水滑,脉浮。辨证为表邪未尽,寒饮阻肺。改用小青龙汤化饮解表,冀其外寒内饮由表而散。

处方:麻黄 10g,桂枝 12g,干姜 10g,细辛 3g,五味子 10g,白芍 10g,炙甘草 10g,半夏 10g。

又服 1 剂,胸闷消失,呼吸舒畅,无咳嗽、胸痛。双肺呼吸音正常。胸部透视示:心、膈、双肺正常。舌苔薄白,脉浮,继用上方 2 剂而愈。

按 本案患者,虽无胸水,但可根据发热恶寒、身痛、咳喘、倚息不得卧、舌苔水滑为依据来进行辨证。中医学理论认为:"肺主气",主"宣发""肃降""外合皮毛"。本案患者于盛夏大汗,毛窍疏松之际,以冷水淋浴,致使寒水之邪侵袭,玄府骤闭,加之贪凉冷饮,内外合邪,而成寒湿束表,水饮内蕴之证。其治疗始终以解表宣肺为主,首诊以麻黄汤宣肺,表稍解,二诊继以化饮解表之小青龙汤而内外合治收功。

◎案

某,男,75岁。2010年7月初诊。因多次胸闷气急就诊,医院确诊为气胸,肺大泡形成,予胸腔闭式引流,好转后病情反复发作3次,气胸反复不能愈合,就诊前再发气急10余日,CT确诊为气胸,右肺压缩70%,赴某医院就诊告知不能耐受胸腔镜治疗,建议再次保守处理,遂入住本院。体格检查:反应迟钝,胸闷气急明显,不能行走,口唇发绀,吸气时三凹症明显,右侧肺部呼吸音低,心律不齐,腹部及四肢无特殊。急查动脉血气提示:二氧化碳分压($PaCO_2$)95mmHg,氧分压(PaO_2)45mmHg,剩余碱(BE)12mmol/L,标准碳酸氢盐(SB)及实际碳酸氢盐(AB)均在40mmol/L左右,考虑气胸、慢性阻塞性肺疾病、Ⅱ型呼吸衰竭。予右侧胸腔闭式引流、抗感染及平喘处理,引流后患者睡眠苏醒缓慢,醒后需半小时恢复正常意识,考虑呼吸肌疲劳,予尼可刹米兴奋呼吸肌及多次输注血浆营养支持处理,1周后顺利拔除闭式引流管。然患者咳嗽气急仍较显,双侧肺部哮鸣音依旧,$PaCO_2$ 70mmHg左右,少气懒言,咯白色泡沫样痰,伴畏寒肢冷。舌苔淡薄腻,脉细。中医辨证为脾肾阳虚,肺气不足,痰邪内阻。急则治其标,方用小青龙汤合三子养亲汤加减化痰祛浊。

处方:炙麻黄、桂枝、杏仁、地龙、天竺黄、射干、紫苏子、白芥子、莱菔子各10g,细辛3g,陈皮、甘草各6g,瓜蒌皮15g,石菖蒲、芦根各20g。7剂,每日1剂,水煎服,早、晚分2次温服。

二诊:1周后气急好转,肺部哮鸣音减少。舌暗,脉仍沉细,考虑阳虚为本,肺虚痰阻为标,病久必瘀,发为舌暗;缓则治本,当温阳健脾化痰,纳气平喘,祛瘀活血。

处方:五味子9g,乌梅、川芎、丹参、淫羊藿各10g,黄芪、伸筋草、当归各20g,白术、茯苓各15g,制附子(先煎)6g。

三诊:2周后予人参蛤蚧散膏方调理3个月,患者全身脱皮,新生肤色红如婴儿,3年来偶遇风寒,气胸未作。

按 本案患者实为肺胀重症,水饮凌心,痰蒙神窍,故神志不清,急则治标,方用小青龙汤加减以温化寒痰,祛饮平喘;合用三子养亲汤以加强宣肺下气平喘之功;加用天竺黄及石菖蒲以祛痰醒脾通络;邪去需扶正固本,人参蛤蚧散膏方以温肾健脾,益气养血,补肺通络,脾肾经缓补,气血渐生,正气渐旺,诸脏得补,五脏充盈,肺气宣发肃降得以调和,如枯木逢煦春,再焕生机。

◎案

叶碧青用小青龙汤加减治疗右侧自发性气胸并胸腔积液1例,中医辨证属外感于寒,内停水饮。治以解表散寒,温肺化饮。方用小青龙汤加减。

处方:麻黄、桂枝各6g,前胡、地龙、葶苈子各9g,黄芪15g,茯苓12g,细辛、甘草各3g。

服药2剂后,患者自觉症状消失,胸部透视示:右侧胸腔积液消失,气胸较前好转。守原方更进2剂,面色转佳,饮食增进,胸透无异常。继原方2剂以善后。

郭淑轶认为以小青龙汤治疗自发性气胸,病因病机属邪从皮毛而入,导致肺气闭塞,水寒内阻而诸症丛生。治疗则始终以解表宣肺,蠲饮为主,使邪从皮毛外解,故病自痊愈。通过此例的治疗,其深刻体会到中医治法"开鬼门"之应验。中医学"肺合皮毛"之说诚不虚谬。

【按】 气胸一病与中医的"喘促""肺胀"有一定关系,如"气胀""烦躁""膨膨然""或左或右"与气胸的症状和体征极其相似。有医家将气胸按"肺胀"病进行论治,取得一定效果。本病的发病原因有外邪壅肺、咳喘损肺、创伤肺膜以及用力努责等。肺司呼吸,皮毛为之合,肺气不足,外邪客表,则肺气闭塞,导致本病发生;素有肺部疾患,加之烟酒刺激,肺失宣降,损伤脉络,瘀血停滞,亦可发病;内有痰饮,外感伤肺,肺络失和,肺膜损伤,加重症状;另外,少阳胆经受病,肝郁气滞,木火刑金,也可发此病。"诸气膹郁,皆属于肺"。肺主气而司呼吸,与肝的疏泄作用一起调节全身气机的升降出入。然而肺为娇脏,易受伐致损,故临床上气胸以虚证为多见,当以补养肺脏为重点。但对肝气上逆、木旺侮金者,当以疏肝开郁为主。总之,气胸的辨证论治首先要分清虚实,补虚泻实,方可使肺得所主,气还肺道。

二、循环系统疾病

1. 肺源性心脏病

慢性肺源性心脏病(简称"肺心病"),西医认为本病主要是肺组织、胸廓或肺血管的慢性病变引起的肺循环阻力增高,导致肺动脉高压和右心室肥大等的病变。即中医学"咳嗽""肺胀""喘证"等范畴,其病在肺,累及肝、脾、肾三脏,久则涉及于心,属本虚标实证。本虚以气阴两虚为主,久则阴损及阳;标实则痰热阻肺,或遇寒化饮,或痰阻成瘀,气机不畅,肺失宣肃,上逆为气喘、气急,久病发展为肺气虚,脾肾两虚或肺肾两虚。终致心气、心阳虚衰、心血瘀阻。每因反复外感诱发病情逐年加重,肺气助心脉以行气血,肺气虚则心血瘀滞,则出现心悸、胸闷、唇甲发绀等症。遇冬则气温突变时外邪犯肺,病情加重,出现肺火咳喘、心悸加剧,咯痰质稀量多;舌质紫暗,脉弦涩均为痰饮瘀血内阻之象。诚如《证治汇补》所述:肺胀者,动则喘满,气急息重,或左或右,不得眠是也,如痰挟瘀血碍气,宜养血以流动乎气,降火以清利其痰。治以温肺化痰、止咳平喘,以小青龙汤加减治之。当呼吸道感染诱发心力衰竭时,症见发热、咳嗽、痰多,端坐呼吸,下肢浮肿。证属痰浊阻肺。可以小青龙汤合三子养亲汤、五苓散酌情加减。

医案精选

◎案

何某,男,79 岁。近 1 个月因感受风寒,出现咳喘气急、胸部胀闷,稍劳更甚,有肺气肿、慢性支气管炎病史近 20 余年。症见:咳喘气急,心悸,胸部胀闷,痰白而稀,喘满痰涌,纳少倦怠。舌苔薄白而腻,脉弦滑。两肺呼吸音减弱,下肺闻及干湿啰音。X 线胸片示:肺气肿,慢性支气管炎,肺心病。心电图示:肺性 P 波,电轴右偏。西医诊断为肺心病。中医诊断为肺胀。辨证为阳虚水泛,水气凌心,寒痰壅肺,阻滞心胸。治以温阳利水,散寒化饮,温肺除痰。方用小青龙汤加味。

处方:麻黄 15g,桂枝 15g,白芍 15g,炙甘草 15g,干姜 15g,细辛 15g,制半夏 30g,五味子 15g,黄芪 30g,党参 20g,白术 15g,茯苓 30g,陈皮 10g,紫苏子

15g，白芥子 15g，莱菔子 12g。14 剂，每日 1 剂，水煎服。

二诊：咳喘气急、心悸胸闷减轻，痰涎减少，效不更方，予上方继服 14 剂。

三诊：诸症明显改善，肺心病得以控制。嘱其慎起居饮食，积极调理，常服归脾丸、再造丸以防复发。

按 本案患者因年老更兼病程日久，肺虚脾弱，故见纳少倦怠；正虚复感寒邪，肺气不宣，痰浊上犯，故咳喘气急、痰白而稀，喘满痰涌；因肺虚而又痰阻气机，故心悸，胸部胀闷，稍劳更甚；舌苔薄白而腻，脉弦滑均为寒痰内阻之证。故用小青龙汤加味以温阳利水，散寒化饮，温肺除痰治之。方中麻黄、桂枝温经散寒；干姜、细辛温化寒饮；半夏燥湿化饮；五味子酸温，敛肺滋肾；甘草、白芍缓急止痛，调和诸药；黄芪、党参、白术、茯苓益气健脾补肺；陈皮理气调中，燥湿化痰；紫苏子、白芥子、莱菔子降气化痰。全方温阳利水，散寒化饮，温肺除痰，佐以健脾，做到药证相符，肺胀病可愈矣。

◎案

曹某，男，78 岁。2013 年 5 月 23 日初诊。自述喘息 1 年多，遇寒冷、风吹诱发或加重。发作时喘息不止，不能平卧，鼻流清涕，口不干。头疼，有时候不清醒感。食欲不振，有胃部阻塞感。唇色暗，体瘦，肤色暗。舌暗红、苔薄，脉细缓，无力。西医诊断为慢性阻塞性肺病、肺心病。中医诊断为喘证。辨证为寒饮伏肺，久病累及心肾。治以温肺化饮。方用小青龙汤化裁。

处方：肉桂 10g，赤芍 10g，白芍 10g，炙麻黄 3g，干姜 10g，细辛 3g，姜半夏 12g，炙甘草 5g，五味子 10g。7 剂，每日 1 剂，水煎分早、晚 2 次温服。

后来患者妹妹打电话告知，原方服用 1 个月，喘息已经基本痊愈，自我感觉疗效较好。

按《金匮要略》见"咳逆，倚息不得卧，小青龙汤主之"。结合本例喘证患者，实则为痰饮所致，症见"喘息不已，不能平卧"，与第十二条完全相符；症见"食欲不振，有胃部阻塞感"，与《伤寒论》中的"伤寒表不解……发热而咳……少腹满，或喘者"基本相应；症见"鼻流清涕，口不干"，与《金匮要略》之"肺痈胸满胀……鼻塞清涕出……咳逆上气，喘鸣迫塞……此先服小青龙汤一剂，乃进"相应。多角度参考，方证相应，必见效，因年老体弱，用药需从小剂量开始，意在力缓持久，以解慢性之疾患。

2. 风湿性心脏病（充血性心力衰竭）

风湿性心脏病是由于风湿性心脏病后期以心脏舒缩功能障碍、心排血量不足以维持组织代谢需要而引起的循环功能障碍为主的临床综合征。临床症见咳逆喘满、不能平卧、痰涎清稀、呈泡沫状、面目肢体浮肿。在强心、利尿、扩张血管等抗心力衰竭措施下，常因受寒过劳、情绪激动、感冒等使心力衰竭反复，咳喘水肿等症状加重，原抗心力衰竭措施因各种因素受到限制。分析该病临床表现，结合中医基本理论及小青龙汤证的特点，若疾病基本特征符合寒饮郁肺、肺气欲竭之小青龙汤证，即可用小青龙汤加减治疗风心病心力衰竭加重，兼有肺水肿相关表现者，可获满意疗效。

医案精选

◎案

李可老中医在临床工作过程中据对某些心肺顽症病机的思考和摸索及对经方的灵活运用，创制了变通小青龙汤。其用变通小青龙汤治疗风湿性心瓣膜病心力衰竭患者。

处方：桂枝45g，麻黄45g，蝉蜕45g，赤芍45g，干姜45g，细辛45g，茯苓45g，白术45g，紫菀、款冬花、五味子30g，杏仁25g，生半夏130g，生姜90g，炙甘草60g，红参30g，生山萸肉120g，生龙骨30g，生牡蛎30g，磁石30g，射干15g，生附子30g，大枣50g，葱白4寸（约13cm）。煎至300ml，分3次温服，临床疗效显著。

◎案

王荼荼在临床中用小青龙汤加味治疗风湿性心脏病心力衰竭患者1例。

处方：桂枝6g，白芍10g，麻黄6g，干姜10g，细辛6g，半夏10g，甘草6g，五味子10g，葶苈子20g，牡丹皮10g，枳壳10g，生姜3片，大枣13枚。临床效果较好。

◎案

陈锐治疗风湿性心脏病伴有水饮凌心，犯肺作喘。端坐呼吸，咳喘难卧，心悸气短，面浮肢肿，唇暗面绀，精神萎靡，心音低钝，肺有啰音。

处方：小青龙汤，去麻黄，加石膏20g，人参15g，制附子12g，北五加皮

10g,丹参18g,紫苏子12g,桑白皮30g,茯苓30g,川椒目15g,月余缓解。

〖按〗风湿性心脏病属于中医学"心悸""怔忡""水肿""喘证"等范畴。本病通常病程长久,久病导致心气虚损,心阳不振,心火不能下温肾水,水寒不化,水气上凌于心肺,下溢于四肢;水液停滞则血脉运行受阻,加之阳虚亦不能温通血脉,则心血瘀阻。心肾阳虚为其本,水停、痰浊、血瘀为其标,而血瘀日久不能应手取效。故治疗当以利水为先。水液得去,一则免其上凌于心肺,又可减少血脉运行之阻力。用药得效后加用活血化瘀之剂使心血得温,心阳得复。最后再以补益心脾之剂巩固疗效。标本兼顾,有急有缓,治疗才能获效。赵剑认为本方主要用于风湿性心脏病急性心力衰竭有肺水肿相关表现者,症见咳嗽、咯血痰,呼吸困难,胸闷如压、双下肢水肿、尿少等,可合五苓散加减。

◎案

潘某,女,56岁。因反复发作不断加重的劳力性呼吸困难20年,诊断为风湿性心脏病联合瓣膜病变。于5年前行瓣膜置换术。术后坚持服用华法令(华法林纳片)、地高辛及卡托普利。间断服用氢氯噻嗪片、螺内酯等药,一般情况良好。术后当年冬季因工作劳累、受凉后出现咳嗽频繁、痰多清稀、喘促、端坐呼吸、四肢浮肿、颈静脉怒张。P 30次/min,双肺满布湿啰音,心音低钝,呈金属音,律不齐,HR 120次/min,心电图呈心房颤动。西医诊断为风湿性心脏病联合瓣膜病变,瓣膜置换术后,心房颤动,心功能4级,肺部感染。与常规抗心力衰竭,并予抗感染治疗5天后,病情未得改善。中医症见同前,舌质淡暗,苔白,脉结代。辨证为寒饮郁肺。因患者有心肺不调,肺气有欲竭之势,在常规抗心力衰竭措施下,予散寒温肺、化饮平喘、敛气之小青龙汤加减。

处方:桂枝6g,白芍10g,麻黄6g,干姜10g,细辛6g,半夏10g,甘草6g,五味子10g,葶苈子20g,牡丹皮10g,枳壳10g,生姜3片,大枣13枚。3剂,每日1剂,水煎服,分2次温服。

二诊:3剂后咳喘缓解,水肿消退,肺部啰音显著减少,HR降到90次/min。又以上方去干姜、五味子,加黄芪10g,枳实10g。5剂后症状消失。此后与养心调肺之法长期调理。近几年,每于劳累及受凉等因素诱发心力衰竭加重,兼以上述方法治疗而显著好转。

[按] 患者病程长久,病久耗伤正气,气虚导致水饮内停,水饮又可耗伤脾肺之气,两者相反相成。今有外感风寒,喘咳痰多,清稀而黏,胸闷身重,甚则水饮溢于肌肤而为浮肿。舌质淡暗,苔白。是则寒饮郁肺,不仅壅塞肺气,且大有涣散欲竭之势。故而散寒化饮、宣肺敛气,既化寒饮,又复肺气。麻黄、桂枝散寒温肺、宣肺平喘。干姜、细辛兼助麻桂宣展肺气;五味子、白芍阴柔敛肺、养血扶正,既收肺之欲竭涣散之气,又防麻黄、桂枝温燥伤津之弊;半夏、甘草是为祛痰、和胃、散结之用;另加用葶苈子攻逐水饮,枳壳下气平喘;生姜、大枣相合,调和营卫;诸药相配,使寒邪去,水饮除,肺气展,元气复,咳喘,诸症息。宣降有权,诸症自平。

◎案

马某,男,59 岁。1979 年 5 月 18 日初诊。自诉胸闷气短,微咳,心前区经常疼痛,背部发凉疼痛 4 年。发作时,汗出,口渴,服硝酸甘油片后无法缓解。心电图检查示:心肌缺血、二尖瓣狭窄。既往有风湿热病史。舌红苔薄白,左脉沉弦,右沉。中医诊断为胸痹。辨证为饮犯胸膺,胸阳被遏。治以解表散寒,温化痰饮。方用小青龙汤。

处方:麻黄 9g,桂枝 9g,白芍 9g,甘草 9g,干姜 9g,细辛 9g,半夏 9g,五味子 9g。每日 1 剂,水煎服,分 2 次温服。

服药后稍有烦躁,2 小时后缓解,心前区疼痛亦随之消失。1 年后复查未加重。

[按] 本案患者因体内素有寒饮停聚,寒饮相互搏结,阻于胸府,胸阳痹阻,不通则痛,而病胸痹。本证虽无外感风寒之表现,当体内水饮互结乃为用小青龙汤之佐证。正如张仲景所云"但见一证便是,不必悉俱"。故用小青龙汤全方,以宣通阳气,温化寒饮,治本之措也。在里之水饮祛除,则痹阻之胸阳复常,通则不痛,则胸闷、胸痛等症状悉除,诸症可愈。

3.病态窦房结综合征

病态窦房结综合征简称病窦综合征,又称窦房结功能不全,是由窦房结及其邻近组织病变引起窦房结起搏功能和(或)窦房传导功能障碍,从而产生多种心律失常和临床症状的一组综合征。

该病在中医学属于"心悸""怔忡""胸痹""喘证"等范畴,本病证发生多与寒邪内侵,饮食失调,情志失节,劳倦内伤,年迈体虚等因素有关。病机有虚实两方面,基本病机是心脉痹阻,实证包括寒邪、痰湿、气滞、血瘀等;虚证包括气虚、阴虚、阳虚、气阴两虚等,虚实两端均可导致心脉不荣,心脉血行不畅,从而发为胸痹、心痛等症。

医案精选

◎案

黄某,女,55岁。2014年9月初诊。患者双下肢水肿1年,伴畏寒,肢冷,心悸,头昏,食欲减退,胃脘胀满,夜寐不宁,小便短少,大便溏薄。曾在某医院诊断为病态窦房结综合征,予中西药物治疗1年余,诸症仍作。症见:舌淡苔白滑,脉沉细迟。辨证为风寒外束,水饮内停。治以温肺散寒,健脾除湿。方用小青龙汤化裁。

处方:炒白芍、五味子、姜半夏各12g,麻黄、细辛、甘草、干姜各10g,桂枝、泽泻、炒白术各15g。

二诊:患者服药7剂后,尿量增多,水肿减轻,食欲增进,胃脘胀满感消失。药即对症,效不更方,续进7剂,水肿消失,诸症悉除,HR上升至68次/min。乃改为丸剂,续服3个月。随访至今,患者病情稳定。

按 肺主宣发肃降,主通调水道。因风寒外袭,肺气失宣,水道通调失常,导致水饮内停,故见上述症状。小青龙汤有温肺散寒,通调水道之功。方中用大剂量桂枝,以温通心阳、化气利湿;麻黄合桂枝以宣畅肺气,助水运化;五味子、干姜、细辛以温中散寒化饮;白芍、甘草以收敛肺气、调和诸药;另加泽泻、白术健脾利湿,使水湿之邪从小便而去。诸药合用,温心阳,暖脾阳,理肺气,调水道,故水肿消失而心率复常,诸症可愈。

◎案

胡某,男,70岁。因"心悸胸闷20天"来诊。有肺气肿及慢性支气管炎病史5年。症见:心悸胸闷,伴咳喘气促,头晕气短,夜间更甚,恶寒肢冷,神疲乏力。舌暗红,边有齿印和斑,苔薄白,脉沉迟。心律齐,但心电图示HR 40次/min,心动过缓及窦性停搏。西医诊断为病态窦房结综合征。中医诊断为胸痹。辨证为外感寒邪,痰饮内阻。治以解表散寒,温化痰饮。方用小青龙汤加味。

处方:桂枝15g,白芍15g,麻黄15g,干姜15g,细辛15g,五味子15g,制半夏15g,甘草15g,红参15g,当归15g。7剂。

二诊:服上药后,心悸胸闷、咳喘气促均减轻,予上方加紫河车20g,鹿角胶10g(另化服)继服15剂以补肝肾益精血,养血益气加强疗效。

三诊:查窦性心率达53次/min,窦性停搏消失,余症皆愈。

按 本案患者年老且肺病迁延日久,致心气亏虚,胸阳不振,寒饮内伏,今外感风寒,内有痰饮,寒饮相搏,心阳受阻故心悸胸闷;心气不能上荣,则头晕、气短;寒饮射肺,故咳喘气促;饮为阴邪,故诸症夜间更甚;寒饮阻于四末,阳气不达,故畏寒肢冷、神疲乏力;舌暗红,边有齿印和斑,苔薄白,脉沉迟均为外寒内饮之象。治疗当以温寒化饮,解表通里为法。方中麻黄辛温解表散寒;桂枝益阳兼助麻黄解表;细辛、干姜辛温化痰,温阳通脉;半夏辛温化痰;白芍、五味子酸收以防麻、桂发散太过;当归、红参补气养血;炙甘草温中调和诸药;紫河车、鹿角胶补肝肾益精血,养血益气。全方使寒散阳通,痰饮得化则心悸胸闷得消,胸痹自愈矣。

三、消化系统疾病

1.慢性胃炎

慢性胃炎系指不同病因引起的各种慢性胃黏膜炎性病变,是一种常见病、多发病。大多数患者常无症状或有程度不同的消化不良症状如上腹隐痛、食欲减退、餐后饱胀、反酸等。

该病属于中医学"胃痛""痞满""嗳气""呕吐"等范畴。其中根据症状多与"痞满"相参照,主要病因是感受外邪、内伤饮食、情志失调等,上述病因引起中焦气机不利,脾胃升降失职而发生痞满。治疗当以和胃降逆,行气除满为主。

医案精选

◎案

张某,男,37岁。1985年3月12日初诊。患者诉初起自觉全身乏力,四肢倦怠,胃脘痞闷,不思饮食,继而出现头眩,心悸,口不渴,每日呕吐唾沫,落地如同清水,不酸不苦,活动则加重,静止则减轻。以上症状持续已2年余。于当地西医院行胃镜示:慢性胃炎。予以对症治疗症状缓解不明显,遂求治中医。诊其舌淡润,脉弦紧。西医诊断为慢性胃炎。中医诊断为呕吐。辨证为水停中脘,胃失和降。治以温胃蠲饮,降逆止呕。方用小青龙汤化裁。

处方:炙麻黄6g,桂枝10g,法半夏12g,干姜10g,细辛6g,五味子10g,白芍10g,炙甘草6g,生姜3片。6剂,每日1剂,水煎服,早、晚分2次温服。

服上药6剂,其病痊愈。

按 本案患者乃因劳力过度,耗伤中气,导致中阳不振,阳气不足以温煦水液,水饮内停中脘。其频吐唾沫,不酸不苦,口不渴者,为水饮内停,尚未酿湿生热;舌淡润,脉弦紧亦为寒水内盛之象。故治疗予以小青龙汤加生姜,小青龙汤原方以温胃化饮,加一味生姜加强温胃止呕之功。因方证相合,切中病机,故疗效确切。

◎案

李某,男,28岁。1985年8月12日初诊。患者半月前劳动出汗淋雨引起发热,肢体困重,服西药发汗剂热退。近1周来渐觉脘腹胀满,傍晚胀甚,伴嗳气不畅,倦怠乏力,四肢困重。舌质淡红,苔白滑,脉濡缓。X线钡餐透视示:胃黏膜粗糙。胃镜检查示:胃体部黏膜皱襞变粗,不甚规则,未发现出血溃疡及占位性病变。西医诊断为慢性肥厚性胃炎。中医诊断为胃痞。辨证为湿阻中阳,脾失健运。治以温阳健脾,除湿宽中。方以小青龙汤加味。

处方:炙麻黄6g,桂枝6g,干姜6g,细辛3g,五味子10g,法半夏12g,白芍6g,大腹皮9g,厚朴9g,炒莱菔子30g,紫苏梗10g,枳壳10g。3剂,每日1剂,水煎服,分2次温服。

二诊:服3剂后腹胀明显减轻,守上方再服6剂,诸症悉平,饮食如常。8

月 26 日复查 X 线钡餐透视示:食管、胃及十二指肠未见明显异常。

按 本案属中医学"痰饮""湿阻"范畴。由于感受寒邪,湿邪阻滞,中焦受损,水停中脘,胃失和降所致。《伤寒论》曰"伤寒表不解,心下有水气",由于水停心下,上逆可见呕吐涎沫,或自觉剑突下痞满,有振水音。小青龙汤温阳散寒化饮,使中焦得温,水湿得化,升清降浊之功正常运行。并于方中加用温中理气之品,大腹皮、厚朴、紫苏梗、枳壳、炒莱菔子等,使气行则水行,促进湿化饮去。虽小青龙汤主证并非治疗胃炎,但因其可治"心下有水气""干呕""吐涎沫"等类似于慢性胃炎的表现。只要辨证准确,每能获效,充分体现了"异病同治"的道理。

◎案

王新昌用小青龙汤化裁治疗慢性胃炎 1 例,该病系湿邪伤卫,由表及里,湿从寒化,邪阻中阳,脾失健运,浊阴充塞,而致腹胀诸症发生。辨证为湿阻中焦。治以温中健脾,除湿宽中。方用小青龙汤加减。

处方:方用小青龙汤加大腹皮、厚朴各9g,炒莱菔子30g,紫苏梗、枳壳各10g。

6 剂后,诸症悉平,饮食如常。

◎案

韩国栋辨证治疗寒饮郁肺型慢性胃炎,方选小青龙汤加减。

处方:麻黄10g,桂枝10g,细辛10g,半夏12g,干姜10g,白芍10g,五味子12g,炙甘草10g。

若肺气虚弱者,加蛤蚧、人参以补益肺气;若有内热者,加葶苈子、紫苏子以降逆平喘等。

按 慢性胃炎归属于中医学"呕吐""痞满"等范畴。其病程较长,病机复杂,虚实兼夹、胶结难解。本病可由外感之邪内陷,或饮食不节,或过食膏粱厚味,或嗜食烟酒,损伤脾胃,助湿生热,湿久化生浊邪,酿生毒邪,浊毒为患;又可因情志不畅或忧思郁怒,导致肝气不舒,气机郁滞,木郁土壅,脾失健运,聚水生湿,日久变浊;同时,脾不升清,浊气不降,壅滞中焦,湿浊蕴久,酿生毒邪,浊毒并见,合而为患,损伤胃络;再者,或因先天禀赋不足,脾胃素虚,生化之源,胃失荣养,致运化失司,浊毒内蕴,损伤胃膜。慢性胃炎常遵循气滞、湿阻、浊聚、热郁、浊毒、络瘀、阴伤的规律发展,故其治疗当遵循病机特点不同对症治疗,佐以行气、化湿、清热、解毒、活血、养阴等不同药物。

2. 腹泻型肠易激综合征

肠易激综合征是一组持续或间歇发作,以腹痛、腹胀、排便习惯和(或)大便性状改变为临床表现,而缺乏胃肠道结构和生化异常的肠道功能紊乱性疾病。典型症状为与排便异常相关的腹痛、腹胀,根据主要症状分为:腹泻主导型、便秘主导型、腹泻便秘交替型。精神、饮食、寒冷等因素可诱使症状复发或加重。

腹泻主导型肠易激综合征在中医学属于"泄泻""便秘"等范畴,用小青龙汤治疗者,主要是由于体内有水饮内停,水饮下走肠道,导致大便稀溏甚至泻下如水。因"肺主通调水道",小青龙汤宣发肺气,肺助水从小便排出,"利小便以使大便",故可起到止泻目的。

医案精选

◎案

汤某,男,38 岁。2011 年 9 月 25 日初诊。自诉泄泻反复发作 2 年余,每日 5 ~ 8 次,水样或稀溏便,临便时肠中辘辘有声,遂泄,偶有黏液,无便血,在某三甲医院经肠镜等诊断为肠易激综合征,给予整肠生,以及健脾利湿、温运脾阳、固涩止泻的中药等进行治疗,初服有效,再用无功,屡经医治无好转。凡受寒、饮食不慎或诸事烦冗加重,尤感寒后更甚,必静脉滴注数日方能止泻。本次又因感寒而发,每日 8 ~ 12 次,水泻与溏便交替,量不多,未见黏液及血便,肛门无急迫感,泄时脐周辘辘有声,脘腹胀满但不腹痛,时有恶风,间有微咳无痰、纳可。脉濡细、舌质淡红、苔薄根白腻。二便常规化验正常。静脉滴注 5 天未果。初诊时以三仁汤加荆芥、防风中药 4 剂以宣上、畅中、渗下,其效不显。思之良久,虑其外有表寒又泄下,断为表寒引动宿疾所致,投小青龙汤合苓桂术甘汤加减。

处方:炙麻黄 6g,桂枝 9g,生姜 9g,白芍 15g,五味子 15g,甘草 6g,羌活 9g,防风 9g,党参 18g,白术 12g,茯苓 12g,泽泻 15g。5 剂,每日 1 剂,水煎服,每日 3 次。

二诊：大便每日 3～5 次，已无恶风，咳嗽消。既已奏效，效不更方，续进原方 7 剂。

三诊：大便基本成形，每日 1～2 次，诸症全消，再进 5 剂巩固，并嘱适寒温、悦情怀、饮食有节，随访迄今未发。

按 金元四大家之张从正在《儒门事亲·卷二》有案载："腹中雷鸣泄注，水谷不分……豆蔻、乌梅、罂粟壳、干姜、附子，曾无一效……用桂枝麻黄汤，以姜枣煎，大剂，连进三服，汗出终日，至旦而愈。次以胃风汤(人参、茯苓、白术、官桂、川芎、当归、白芍、粟米)和平脏腑，调养阴阳食进病愈。"此处用小青龙汤与之一脉相承，方中麻黄、桂枝、生姜宣通水气，使水气从汗解；肺又主肃降，通调水道，促水湿从小便去；白芍、五味子养血敛阴，又防温药疏散太过；配党参气血两调，以达脏腑气血平衡；羌活、防风、泽泻升清阳降浊阴；苓桂术甘汤温脾阳而利水，化湿浊则饮邪去。总之，诸药为伍，温运水湿，升清降浊，畅达气机，则水谷化生精微，疏泄有度，泄泻自止。

◎案

李某，女，38 岁。2013 年 3 月 5 日初诊。自诉反复腹痛、腹泻 10 年，因气温骤降，症状加剧 2 天。咳嗽痰白，恶风肢凉，腹痛肠鸣，大便溏稀，夹有不消化食物，每日 2～3 次，食纳不佳，喜按喜热饮。体格检查：T 36.5℃，BP 90/60mmHg，腹平软，未触及包块，肝脾未触及肿大，上腹部、脐周压痛(＋)。舌质淡，苔薄白，脉弦细。实验室及辅助检查：大便常规、血常规、尿常规、肝功能、肾功能检查正常。肝、胆、脾、胰、肾超声检查正常。X 线胸片检查正常。电子胃镜、肠镜检查未发现异常。西医诊断为肠易激综合征。中医诊断为泄泻。辨证为风寒犯肺，致大肠传导失司。治以温肺散寒，复大肠传导失司功能。方用小青龙汤合保和丸加减。

处方：麻黄 6g，桂枝 10g，白芍 10g，细辛 3g，五味子 10g，姜半夏 10g，炮姜 6g，神曲 10g，山楂 10g，谷芽 30g，麦芽 30g，茯苓 15g，甘草 3g。

服用 3 剂，风寒解，腹痛、腹泻缓解，大便成形，食欲改善。续用上方 7 剂巩固治疗，随访至今正常。

按 腹泻型肠易激综合征，属于中医学"腹泻"范畴。病因通常是素体禀赋不足，脾气虚弱，又饮食不节，损伤脾胃；或因思虑过度，耗伤脾土。脾主运化水湿,脾虚则水湿不化,清浊不分。《难经》曰:"湿能成五泄。"《杂病源流犀烛·泄泻源流》指出:"湿盛则飧泄,乃独由于湿耳。不知风寒热虚,虽皆能为病,苟脾强无湿,四者均不得而干之,何自成泄?是泄虽有风寒热虚之不同,要未有不源于湿者也。"脾虚失健则运化失常,湿邪内生,故当健脾以化湿,方如参苓白术散、四君子汤之类。脾为湿困,则气化遇阻,清浊不分,故应以运脾胜湿为务。运脾者,燥湿之谓,即芳香化湿、燥能胜湿之意,药如苍术、厚朴、藿香、白豆蔻者是也。脾为湿困,中气下陷,则须振奋脾气,宜加入升阳药,使气机流畅,恢复转枢,如升麻、柴胡、羌活、防风、葛根之类,少少与之,轻可去实。部分患者久治不愈,但经各种检查均无异常发现,症状可因调整饮食、情绪稳定或气候适宜而自行减轻,则可责之于痰。若兼有风寒表证,还可选用小青龙汤;若肠间有水饮,则可用己椒苈黄丸。本案为感受风寒夹食滞证,方用小青龙汤温肺散寒合保和丸之类健脾消食。取麻黄、桂枝、细辛、炮姜散寒之功,姜半夏、五味子、白芍化湿和中,神曲、山楂、谷芽、麦芽、茯苓消食滞。通过调理肺气,复肺之治节,水循环常道,加之健脾消滞,故风寒去,泻止病除。

3. 急性胃肠炎

急性胃肠炎是由于饮食不当,暴饮暴食;或食入生冷腐馊、秽浊不洁的食品所引起的胃肠黏膜的急性炎症,临床表现主要为恶心、呕吐、腹痛、腹泻、发热等。

该病在中医学属于"呕吐""泄泻""腹痛"等范畴。小青龙汤主要治疗该病表现为泄泻症状者,主要因饮食不洁,湿热蕴结,损伤胃肠,而至传化失司,泻下无度。用小青龙汤温肺散寒,使肺恢复宣发肃降功能,因肺为水之上源,且肺主通调水道,肺气顺畅,则水道通调,水液下走膀胱,大肠则传导正常,诸症则愈。

医案精选

◎案

张某,男,29 岁。2009 年 7 月 10 日初诊。患者诉前天偶感风寒后,即出现发热恶寒,咳嗽,痰色白清稀,鼻流清涕。曾在某医院就治,诊断为感冒,服用疏风散寒解表之剂后感冒症状缓解,继而出现泻下清稀,腹部隐痛,得温则减,遇寒加重,食欲不振。经检查诊断为急性胃肠炎。舌淡,苔白滑,脉沉滑。脉症合参,此乃寒邪犯肺,留滞不去,下迫大肠,传导太过所致,以疏风散寒,通调水道为宜。方取小青龙汤加味。

处方:麻黄10g,炙甘草10g,桂枝10g,干姜10g,五味子10g,炒白芍12g,姜半夏12g,车前子15g,细辛6g,白术15g,茯苓15g。5剂,每日1剂,水煎服,分2次温服。

二诊:患者服药5剂后腹痛消失,腹泻减轻,食欲增进,继服5剂,诸症悉除。

按 肺为水之上源,主通调水道。因风寒袭肺,导致肺宣降失常,通调失司,水液不能下输膀胱,反而流注肠道而为泄泻。方用小青龙汤温肺散寒,使肺气通畅,水道通调,水液下走膀胱,大肠传导如常。加用茯苓、车前子、白术等利水渗湿以助其功,所谓"利小便实大便"之谓也。

◎案

图某,男,25岁。2014年12月5日初诊。患者5天前因外出受凉后开始出现腹泻,初始为每日2～3行,伴见轻微咳嗽。症见:腹泻,每日8次以上,大便清稀,色淡夹有泡沫,臭气不甚,腹痛,伴咳嗽,流清涕,低热,纳差。查体:T 37.7℃,咽部轻度充血,双肺呼吸音粗,腹软,肝脾未触及。舌淡红,苔薄白,脉滑。血常规示:WBC 10.1×10^9/L。大便常规无明显异常。西医诊断为急性肠炎。中医诊断为泄泻。辨证为外寒里饮。治以解表散寒,化湿止泻。方用小青龙汤加味。

处方:炙麻黄3g,桂枝6g,细辛2g,干姜6g,半夏6g,白芍6g,五味子6g,炙甘草6g。3剂,每日1剂,水煎服,早、晚分2次温服。服药后腹泻痊愈。

按 泄泻是以大便次数增多,粪质稀薄或泻下如水样为主症的一种小儿常见病。《医宗必读》有"无湿不成泻"之说。本案患者由于感受外寒而发病,以腹泻为重要见症,考虑是外有风寒侵袭,内有湿困脾胃。脾胃被湿所困,运化失常,故大便清稀,夹有泡沫;湿邪困阻气机,故纳少;肺主皮毛,皮毛阳气闭郁,肺之宣降受阻,则出现咳嗽;寒邪郁肺,肺津不化,则鼻流清涕。辨证遣方时,若单纯用解表散寒治法,虽可治标,但仍有后患。故选用小青龙汤加减。方证是临床处方遣药的指征和证据,临床疗效的有无,往往取决于方证是否相应。只要做到方证对应,必临床收效颇丰。

4. 幽门不全性梗阻

幽门不全性梗阻,指的是胃幽门部位由于溃疡或癌瘤等病变所致的食物和胃液通过障碍,造成呕吐、腹胀、腹痛等症状的消化道疾病。

该病在中医中主要属于"呕吐""腹痛"等范畴,治疗当以和胃降逆为法。当该病由外感寒邪和(或)水饮内停引起者,可予小青龙汤治疗以散寒解表、温肺化饮。

医案精选

◎案

赵某,男,48 岁。1985 年 9 月 4 日初诊。半年来经常在饭后 2~3 小时发生呕吐,呕吐物为涎沫夹杂食物残渣,遇寒加重,时发时止,伴脘腹闷胀,纳呆,消瘦乏力,头晕心悸。舌质淡红,苔白稍腻,脉沉细。X 线钡餐透视示:胃蠕动增强,幽门钡剂通过缓慢。西医诊断为幽门不全性梗阻。中医诊断为呕吐。辨证为寒犯胃腑,水饮内结。治以温阳化饮。予以小青龙汤加味。

处方:桂枝 9g,白芍 12g,甘草 6g,干姜 8g,麻黄 6g,细辛 3g,半夏 15g,五味子 9g,枳壳 12g,厚朴 12g。3 剂,每日 1 剂,水煎服,分 3~4 次空腹服之。

二诊:3 剂后呕吐基本消失,唯腹胀明显,上方加炒莱菔子 30g,杏仁 6g。连服 6 剂,诸症尽愈。半年后随访,未再发作。

按 本案患者因呕吐就诊,此呕吐虽无表证,却遇寒加重,伴脘闷纳呆,乃体内有停聚之水饮,阻滞胃气,胃气上逆,发为呕吐;苔白腻,脉沉细,亦为寒饮伏聚于胃脘之证;而呕吐每次皆由受外寒引动而发,符合小青龙汤证病机。故治以小青龙汤温化内伏之寒饮,配以降逆下气之枳壳、厚朴,使水饮得化,呕吐得止,诸症悉除。

◎案

杨某,女,42 岁。2009 年 10 月 6 日初诊。自觉胸脘部痞闷,按之不痛,饮水喝粥即噎即吐,食干物则不噎不吐,食欲不佳,神疲乏力,小便不利。舌淡无苔,脉沉紧。X 线钡餐透视提示:幽门钡剂通过缓慢,胃蠕动增强。西医诊断为幽门不全性梗阻。中医诊断为噎膈。辨证为寒湿内停。治以温中化饮。方用小青龙汤加减。

处方:麻黄 10g,桂枝 10g,法半夏 12g,五味子 9g,干姜 12g,细辛 6g,白芍 10g,茯苓 10g,白术 10g,泽泻 12g,牡丹皮 12g,甘草 6g。5 剂,每日 1 剂,水煎服,分 2 次温服。

服 4 剂后,患者诸症消除。

按 本案患者饮水喝粥即噎即吐,系胸膈胃脘间素有水饮内停,复入外来之水,水气相互搏结,阻碍气机升降,因而咽之即噎遂入遂吐。其脉沉紧,为里有水饮之象。舌淡润无苔,为寒湿内停之征。小青龙汤原方,可温通阳气,使气能上下运行,内行州都,外行玄府,则心下水气得散,诸症可愈。且在小青龙汤基础上加用茯苓、牡丹皮、泽泻,取六味地黄汤中三泻之意,使水湿从小便而去。且茯苓、白术可健脾化湿,脾气健运则运化水湿功能正常,水湿生化无源,乃从源头截断病根。本方标本兼治,使寒湿得散、水饮得化,促病向愈。

◎案

王建国用小青龙汤加味治疗消化性溃疡合并幽门不全性梗阻 1 例,辨证为寒犯胃腑,水饮内结。治以温化寒饮。方用小青龙汤化裁。

处方:麻黄 10g,桂枝 10g,白芍 10g,甘草 6g,干姜 12g,细辛 5g,半夏 15g,五味子 10g,砂仁 10g,陈皮 10g,枳壳 10g,厚朴 20g。每日 1 剂,水煎分服。临服前兑入生姜汁 10ml。

3 剂后患者呕吐基本消失,连服 3 剂,诸症尽愈。

◎案

王新昌用小青龙汤治疗幽门不全性梗阻,辨证为寒犯胃腑,水饮中阻,寒饮互结,中阳被遏,脾运无力,胃失和降。治以和胃降逆,温中散寒,健脾祛湿。方用小青龙汤加减。

处方:桂枝 9g,白芍 12g,甘草 6g,干姜 8g,麻黄 6g,细辛 3g,半夏 15g,五味子 9g,枳壳 12g,厚朴 12g。7 剂,每日 1 剂,水煎服。

效果显著。

◎案

张宇等治疗中医辨证属寒邪犯胃,水饮内结之呕吐。西医诊断为幽门不全性梗阻。方用小青龙汤加味。

处方：半夏 15g，枳壳 12g，厚朴 12g，白芍 12g，五味子 9g，桂枝 9g，干姜 8g，麻黄 6g，甘草 6g，细辛 3g。7 剂，每日 1 剂，水煎服。

临床效果显著。

按　幽门不全性梗阻属中医学"反胃""胃反""呕吐"等范畴，通常出现呕吐，遇寒加重，伴脘闷纳呆，腹胀、腹痛、腹泻等症状。本病的发生多因饮食不节，饥饱无常，或嗜食生冷、损伤脾阳，以致脾胃虚寒，不能消化谷食，饮食停留，胃浊上逆，导致呕吐颇作。病久伤肾，导致下焦火衰，釜底无薪，脾肾阳虚，运化失职，故水谷不化而为腹胀，呕吐，腹泻。正如王冰所说："食入反出，是无火也。"阳虚则生湿生痰，导致水饮停聚中焦，寒饮伏聚，中阳被遏，不能升清降浊，且每受外寒引起而发。故治疗当以和胃降逆、温中散寒、健脾去湿的为法。柯琴曰："寒水之气已去营卫，故于桂枝汤去姜枣，加细辛、干姜、半夏、五味子，辛以散水气而除呕。"

四、泌尿系统疾病

1. 急性肾小球肾炎

急性肾小球肾炎，是以急性肾炎综合征为主要临床表现的一组原发性肾小球肾炎。其特点为急性起病，血尿、蛋白尿、水肿和高血压，可伴一过性氮质血症，具有自愈倾向。常见于链球菌感染后，而其他细菌、病毒及寄生虫感染亦可引起。

该病属于中医学"风水"范畴。多由风邪兼寒，袭于肌表，卫阳被遏，肺气不宣，故见恶寒发热，咳喘。风为阳邪，其性轻浮，风遏水阻，溢于肌肤，故水肿起于面。肿失宣降，不能通调水道，故小便不利。舌质淡，苔白而润，脉浮紧，是风水之舌脉之证。

医案精选

◎案

吴某，男，48 岁。感冒后面目浮肿加重 10 天，患者有"浮肿病史"1 年。症见：恶寒发热，无汗，吐涎沫，面目及双下肢浮肿，头身重痛，口微渴，小便不利。舌体胖,舌质淡,苔薄白水滑,脉浮略数。尿常规检查:蛋白(＋＋＋)。西医诊断为急性肾小球肾炎。中医诊断为水肿。辨证为寒饮内停。方以小青龙汤加味。

处方:麻黄10g,桂枝10g,芍药10g,五味子6g,细辛5g,生姜皮10g,法半夏10g,茯苓12g,猪苓10g,泽泻15g,益母草30g,紫苏叶10g,蝉蜕6g。7剂,每日1剂,水煎服,分2次温服。

二诊:服上方6剂后,全身微微汗出,尿量大增,恶寒发热已除,脉转和缓。继上方减麻黄、紫苏叶量为6g,加白术12g,黄芪20g,再进20剂,诸症消失。尿常规检查:蛋白(＋),后改服金匮肾气丸以善其后。

按 水肿患者症状可归纳为两大类:一类为恶寒发热,无汗,口吐涎沫,面目及双下肢浮肿,舌体胖,质淡。此为风寒外束,水饮内停之小青龙汤证,用其解表散寒,蠲饮降逆,表里双解;其二为口微渴,小便不利,苔白水滑,脉浮。为膀胱气化失司,水津失布之五苓散证,用其健脾通阳,化气行水。腰以上肿用小青龙汤"开鬼门",腰以下肿用五苓散以"洁净腑"。配益母草、紫苏叶、蝉蜕三药合用,轻开轻疏三焦,疏风活血利水并用。麻黄、细辛、黄芪为治疗水肿的三个要药,麻黄宣通肺气,细辛散风寒、激发肾气以化水饮,黄芪补脾益肺。三药相伍,一宣肺开上源,以布津液;一下通肾气,以行气化;一补脾运中,以化水湿,上中下与肺脾肾并顾,扶正祛邪并施,邪气去则气化行,脾不受困,健运如常,其病自愈。

◎案

郭某,男,56岁。2014年8月3日初诊。3个月前,出现面目浮肿,小便短少,恶风,发热(T 38.5℃),无汗,头身重痛,口微渴。舌质淡胖,苔薄白,脉浮。前医用利尿剂,症状暂缓。1个月前,面目、四肢浮肿而重,下肢及腹部尤甚,尿量300ml/24h,BP 160/95mmHg,尿蛋白(＋＋＋＋)。经当地医院予速尿(呋塞米)注射液,初期给药尿量增多,浮肿见轻,后以大剂量速尿,尿仍点滴难出。转某中医院以十枣汤攻逐水饮,反而水肿更甚,腹大如鼓而崩急。西医诊断为急性肾小球肾炎。中医诊断为水肿。辨证为外感风寒,内有水饮。方以小青龙汤加减。

处方:麻黄12g,桂枝12g,茯苓12g,细辛3g,赤芍10g,生姜皮10g,半夏

10g,五味子6g。3剂,每日1剂,水煎服,分2次温服。

二诊:服3剂后,尿量大增,全身微微汗出,腹部肿胀明显柔软,不见恶寒之象,脉转和缓。继以原方减麻黄、桂枝至6g,加白术12g,连服13剂(隔日1剂),诸症消失。半年后随访,未再复发。

按 患者以面目浮肿起病,伴恶风发热、无汗、头身重痛等表证,乃知上述症状乃为外感风寒之邪,风寒犯肺,引起肺主通调水道功能失调,水液不归正化,反流溢于四肢、肌肤,导致水肿,且以腰以上肿为主。《金匮要略》中提到小青龙汤原治溢饮,对于水肿一身面目悉肿、腰以上甚、兼有恶寒、无汗、脉浮紧者,本证病机与小青龙汤证切合。故处方以小青龙汤加味,小青龙汤以散寒宣肺,温中蠲饮;加用生姜皮、茯苓以利水化湿,茯苓兼有健脾之功,生姜皮又可助麻桂散寒解表;另用一味赤芍,活血通络,血活则气行。诸药合用,共奏解表散寒、温肺化饮之功。

2. 泌尿系统感染

泌尿系统感染,又称"尿路感染",是尿路上皮对细菌侵入导致的炎症反应,通常伴随有菌尿和脓尿。主要表现是膀胱刺激征,即尿频、尿急、尿痛,膀胱区或会阴部不适及尿道烧灼感,尿混浊、尿液中有白细胞,常见终末血尿,有时为全程血尿,甚至见血块排出。一般无明显的全身感染症状,体温正常或有低热。

该病属于中医学"淋证""尿浊""血尿"等范畴,多因多种原因导致湿热蕴结下焦,膀胱气化不利,从而产生上述症状。

医案精选
◎案

王某,女,36岁。自诉1个月前觉畏寒,干呕,少腹满,小便不利,尿频,尿短,腰酸。实验室检查:WBC 9×10^9/L,BE% 70%,尿液混浊,白细胞(++),红细胞(+)。西医诊断为泌尿系感染。给予庆大霉素等西药治疗,虽有短暂好转,但以上症状仍反复发作,故转中医治疗。就诊时患者精神欠佳,畏寒无汗,少腹满,小便不利,尿频,尿液呈乳白色,混浊,伴腰酸,口干。舌淡,苔薄白而润,脉细紧弦。中医诊断为尿浊。辨证为外感风寒,水饮内停。治以解表散寒,温肺化饮。方用小青龙汤加味。

处方:五味子5g,麻黄5g,干姜6g,桂枝6g,白芍10g,半夏10g,茯苓10g,泽泻10g,细辛3g,甘草3g。3剂,每日1剂,水煎服,早、晚分2次温服。

二诊:3剂后上症好转,小便清长,守上方加党参15g,再进3剂,诸症消失,随访数年未复发。

按 本病由于素体气虚,气化失职,内停水饮证,也可从饮证论治。张仲景《伤寒论》曰:"伤寒表不解,心下有水气,干呕发热而咳,或渴,或利,或噎,或小便不利,少腹满,或喘者,小青龙汤主之。"本病虽为泌尿系统感染,但素体表虚,外束风寒,同样可用小青龙汤治疗。方中麻黄发汗平喘,兼能利水,配桂枝则增强通阳宣散之功,白芍配桂枝,功能调和营卫,干姜、细辛散寒化饮,五味子敛肺止咳,半夏降逆化痰,甘草和中,加茯苓、泽泻健脾利水,加党参健脾益气,故诸症悉除。

◎案

李某,女,35岁。1985年8月5日初诊。患者1个月前自觉畏寒,干呕,少腹满,尿频、尿短、腰酸。血常规:WBC 9.1×10^9/L,BE% 75%;尿常规:尿液混浊,白细胞(++),红细胞(+)。西医诊断为泌尿系统感染;予庆大霉素等西药治疗,虽有好转,但以上症状反复出现,故转中医治疗。症见:精神欠佳,畏寒无汗,少腹满,小便不利,尿频,尿液混浊,伴腰酸,口干。舌淡,苔薄白而润,脉细紧弦。中医诊断为劳淋。辨证为外感风寒,水饮内停。治以解表散寒,温肺化饮。予小青龙汤加味。

处方:麻黄5g,白芍10g,桂枝6g,法半夏10g,干姜6g,五味子5g,茯苓10g,泽泻10g,细辛3g,甘草3g。3剂,每日1剂,水煎服,早、晚分2次温服。

二诊:服药后上症好转,小便清长。守上方加党参15g,黄芪15g,再进3剂。诸症消失,随访至今未复发。

按 上述患者本可归属淋证中"劳淋"范畴。但由于素体气虚,气化失职,内停水饮证候,故也可从饮证论治。宗仲景之法,对素体表虚,外束风寒,伴有泌尿系感染者用小青龙汤治疗之,取得了较好的疗效。方中麻黄发汗平喘,兼能利水;配桂枝则增强通阳宣散之功;芍药配桂枝,功能调和营卫;干姜、细辛散寒化饮;五味子敛肺止咳;法半夏降逆化痰;甘草和中;加茯苓、泽泻健脾利水。对于气虚者则加党参、黄芪以健脾益气,诸药合用,疗效满意。

3. 遗尿

遗尿症,通常是指小儿在熟睡时不自主地排尿。此处所述遗尿乃成年人因某些病理原因导致的夜间遗尿,它并非指某种疾病,而是由其他疾病所导致的一种症状。中医中所诉遗尿主要归属于儿科,肾气不固是遗尿的主要病因,多由先天禀赋不足引起,使元气失充,肾阳不足,下元虚冷,不能温养膀胱,膀胱气化功能失调,闭藏失职,不能制约尿液,而为遗尿。小青龙汤所治遗尿,通常是因为脾虚运化失职,不能转输精微,肺虚治节不行,通调水道失职,三焦气化失司,则膀胱失约,津液不藏,而成遗尿。故以小青龙汤宣肺行气,助其通调水道之功,则能使膀胱开合有度,遗尿自止。

医案精选

◎案

龚某,男,66 岁。1991 年 4 月 26 日初诊。素有慢性支气管炎及习惯性便秘病史。3 个月前感口鼻气臭,头目昏眩,心下痞满不舒,咳吐涎沫不止。4 月 3 日始小便次数增多,夜间遗尿,有时达 3~4 次,经多处治疗无效。近日又因外感风寒,咳嗽加重,不能平卧,遗尿一夜达 8 次,形体消瘦,面色㿠白,喘息气急,口唇发绀,口吐白色泡沫痰涎。舌淡,苔白厚滑,脉浮弦。中医辨证为外感风寒,寒饮犯肺。治以解表蠲饮。方用小青龙汤。

处方:麻黄、桂枝、甘草各 5g,姜半夏、白芍各 10g,细辛、五味子、干姜各 3g。3 剂,每日 1 剂,水煎服,分 2 次热服。

二诊:服 3 剂后,身微汗出,咳喘大减,夜间遗尿减至 3 次。原方连进 7 剂,诸症皆消。续服肾气丸月余善后,随访年余未复发。

按 患者年老,肾气亏损,致体内寒饮壅盛,故可见心下痞满不舒、口吐涎沫不止;复加风寒外引,外寒内饮,郁遏于肺,肺失宣肃,不能通调水道,令膀胱开合失司,而致遗尿。舌淡,苔白厚滑,脉浮弦,舌脉皆为外寒内饮之象。契合小青龙汤方义,故用小青龙汤原方治疗,全方温肺以固肾,化饮以制水,为下病上治之法也,收获良效。

◎案

李某,男,65 岁。1975 年 3 月 15 日初诊。患者素有慢性支气管炎及习惯性便秘病史。2个月前,用生桃仁30g捣碎吞服,服后自觉口鼻无臭,头目昏眩,咯唾涎沫不止。2天后小便次数增多,夜间遗尿,10天后夜间遗尿增至3～4次,治疗不效。近日感寒,全身不适,背畏寒,头痛无汗,咳嗽气紧,不能平卧,夜不寐,小便7～8次。症见:形瘦,面色㿠白,喘息气急,口唇发绀,咳吐泡沫涎痰。舌淡,苔白厚腻,脉浮弦而滑。中医诊断为遗尿。辨证为肺气不宣,膀胱开合失司。治以宣肺散寒。方用小青龙汤加减。

处方:麻黄、桂枝、甘草各6g,清半夏、白芍各9g,细辛、五味子各3g,干姜5g。2剂,每日1剂,水煎服,早晚分2次热服。

二诊:上方服2剂后,身得微汗,咳喘大减,夜间遗尿减少到2次。在原方基础上加吴茱萸(炒)6g,麻黄、甘草减为3g。连进3剂,咳喘、遗尿、口吐涎沫基本消失。继用健脾温肾方药调理月余而康复,随访2年未再发作。

按 本案患者证系误服生桃仁泥过多,损伤脾胃,脾失健运,升降乖逆所致。又因复感风寒,外寒内饮上迫于肺而见有喘息气急、口吐涎沫等症。小青龙汤本治咳喘,却将遗尿也治愈。大概本案遗尿的病机主要责之肺气不宣,继感风寒,外寒内饮郁遏于肺,使肺失清肃,宣降无权,因而影响肾水不摄,膀胱开合失司,水经下趋而形成本病。小青龙汤使寒解饮去,肺气宣降,治节复权,在下之肾水能摄,膀胱开合有节,故遗尿症能愈。

五、其他系统疾病

1. 癫痫

癫痫,是因为大脑神经元突发性异常放电,导致短暂的大脑功能障碍的一种慢性疾病。由于异常放电的起始部位和传递方式的不同,癫痫发作的临床表现复杂多样,可表现为发作性运动、感觉、自主神经、意识及精神障碍等。

本病在中医学中属"痫证"范畴,俗语又称"羊痫风"。其病因可有先天禀赋不足、后天七情所伤及跌仆损伤,其病位在脑,与心、肝关系密切。临床多表现为反复发作之突然昏仆,不省人事,两目上视,手足抽搐,口吐涎沫,或发出猪羊叫声,醒后如常。其治疗多从豁痰开窍入手,兼以镇肝熄风。鲜有用小青龙汤治疗者,但若辨证属于小青龙汤证者,可予小青龙汤治疗,其思路新颖,获效颇多。

医案精选

◎案

马某,男,35 岁。2010 年 9 月 7 日初诊。因抽搐不省人事,两目上视,项背强直,牙关紧闭,汤水不入,时抽时止就诊,每次发作约半小时,动转困难,言语不利,手足微温,指甲青白,饮食减少,精神呆滞。唇舌色淡,脉象微弦。询问家属,乃知适时心情不舒,抑郁,因感寒而作。之前求医投清热泻火之剂未效。西医诊断为癫痫。中医诊断为痫证。辨证为痰饮内阻脑窍,神机失用。治以温中化饮,通窍醒神。方用小青龙汤加减。

处方:麻黄 6g,桂枝 6g,白芍 10g,五味子 10g,干姜 6g,细辛 3g,法半夏 10g,白术 10g,天麻 10g,茯苓 10g,陈皮 10g,石菖蒲 15g,郁金 15g。2 剂,改汤为散,共研细面。每次服 10g,每日 2 次,早、晚服之,白水送下。

上药服 10 剂后,发作次数减少,渐进饮食,继服 20 剂,病愈,后未发作。

按 本方乃为痫证发作,"怪病多由痰作祟",因前医投清热泻火之剂未果,反其道而行,遵"火郁发之"之意,投扬越之剂。此处用此方,乃取其辛窜之品,以透壅郁;酸苦之品,旨在泻其亢逆;改汤为散,则取其疏散之意。另加用半夏白术天麻汤以化痰涎、降逆气;石菖蒲、郁金开窍醒神,化痰祛湿。故用小青龙汤治疗痫证实为别出心裁之作,独辟蹊径,却获良效。

◎案

刘某,女,36 岁。2008 年 7 月 25 日初诊。患者素来身体虚弱,性情急躁,抽搐近月余,每日 1 次,或隔 2~3 天 1 次。发作时,突然仆倒,不识亲疏,两目上视,口吐涎沫,项背强直,手足抽搐,顷刻苏醒,手足微温,面色无华,神疲乏力,伴食欲不振,大便微溏。苔白腻,脉弦滑。西医诊断为癫痫。中医诊断为痫证。辨证为痰饮上逆,蒙蔽心窍。治以祛痰化饮开窍。方用小青龙汤加味。

处方:麻黄 6g,桂枝 6g,白芍 10g,法半夏 12g,五味子 10g,干姜 6g,细辛 6g,郁金 10g,香附 10g,白术 10g,全蝎 3g。1 剂,改汤为散,共研细面,每次服

10g,每日 2 次,早、晚服之,白水送下,连服半月,基本痊愈。

> **按** 本案患者乃因情绪抑郁,肝气郁结,横逆犯脾,脾失健运,酿生痰湿,痰湿上犯,蒙蔽心窍,壅塞经络,脑络失养,神机失用,发为本病。予以小青龙汤原方以温中化饮,加用郁金、香附以疏肝行气,活血通络;白术健脾助运,化痰祛湿;最后加一味全蝎,祛风通络、开窍。全方合用,以疏散壅塞之痰饮,开窍醒神,效如桴鼓。

2. 自主神经功能紊乱(汗证)

自主神经功能紊乱是一种内脏功能失调的综合征。包括循环系统功能、消化系统功能或性功能失调的症状,多由心理社会因素诱发人体部分生理功能暂时性失调,神经内分泌功能出现相关改变而组织结构上并无相应病理改变的综合征。

该病在中医学中归属于"郁证""脏躁""自汗""盗汗""梅核气""失眠"等范畴,主要考虑其与肝失疏泄有关,治疗多从肝论治,以疏肝行气、调畅气机。用小青龙汤治疗该病,主要由于体内素有留饮,饮邪中阻,并与外感寒邪相互作用导致外寒内饮之证。

医案精选

◎案

胡献国用小青龙汤加减治疗以汗多为主症的自主神经功能紊乱。

处方:麻黄 5g,干姜 5g,细辛 3g,五味子 9g,桂枝 6g,半夏 10g,浮小麦 10g,白芍 10g,羌活 10g。每日 1 剂,水煎服。

服药 6 剂,诸症若失。

◎案

张宇等治疗属饮邪阻肺、治节失职、汗孔开合失司之多汗证,方用小青龙汤加味。

处方:麻黄 3g,细辛 3g,桂枝 8g,白芍 12g,麻黄根 10g,法半夏 10g,干姜 7g,五味子 7g,甘草 5g。每日 1 剂,水煎服。

4 剂后出汗自止。

> **按** 汗证临床极为常见,有自汗与盗汗之别,一般情况下自汗属阳虚,盗

汗属阴虚。各种原因所致的汗证其病理变化可归纳为阴阳不调,腠理开合失司,津液外泄及火热夹邪,灼迫营阴,津液外泄二类,如《三因极一病证方论》曰:"人之气血,尤阴阳水火,平则宁,偏则病。阴虚阳必凑,故发热自汗,如水热自涌。阳虚阴必乘,故发厥自汗,如水溢自流。"治疗本病当辨证施治,分清虚实,虚则补之,实则泄之。自汗多因营卫不和、肺脾气虚、热淫于内等引起,在治疗上应分别给以调和营卫、益气固表、清里泄热之法。盗汗多由于阴虚火旺、心血不足所致,治疗应予滋阴降火、补血养心之法。在各法治疗基础上辅以敛汗固表之品,则止汗之力更著,疗效颇佳。

◎案

李某,女,68 岁。自汗 3 年,不分寒暑,汗出即湿衣,且于活动及进餐时尤甚。西医诊断为自主神经功能失调。迭经益气固表、温阳补气之剂罔效。察患者汗出清冷如珠,自觉背部畏寒,似有一桶冷水浇着,伴头晕乏力、心悸气短。舌淡,苔白滑,脉沉细。辨证为饮邪阻肺,宣发失常,营卫失调,汗孔开合失司。治以散寒宣肺,调和营卫。方用小青龙汤化裁。

处方:麻黄 5g,细辛 3g,五味子 9g,桂枝 6g,干姜 5g,半夏 10g,浮小麦 10g,白芍 10g,羌活 10g。3 剂。

二诊:患者服药 3 剂后自觉背部寒冷感减轻,自汗减少,精神转佳。续服 3 剂,诸症消失,后以黄芪口服液益气固表而善后。

按　本证乃寒邪外感于肌表,饮邪内停于肺,肺失宣发,汗孔开合失常所为。小青龙汤可温肺化饮、温阳散寒、调和营卫治其本,加浮小麦收敛止汗治其标,羌活疏风散寒,助诸药解表散寒之力。诸药合用,外散风寒,内化水饮,营卫和调,故自汗止。

◎案

宴某,男,65 岁。2009 年 5 月 13 日初诊。多汗困扰 4 年,动则尤甚,四季皆然,心中苦于其病。延医数处,做多项检查均无异常,每投益气、养阴、固涩、清热之剂,效果不显。全身汗出清冷,畏风,背寒如掌大,冬季为甚,时有形神俱疲。舌质淡,苔薄滑,脉濡。辨证为寒饮内停,肺失开合,阳不外达,腠理不固。方用小青龙汤合苓桂术甘汤加减。

处方:炙麻黄 6g,桂枝 9g,细辛 5g,甘草 6g,生姜 6g,白芍 15g,五味子

15g,党参12g,白术12g,茯苓12g,法半夏5g。6剂,每日1剂,水煎服,每日3次。

二诊:汗出已减十之六七,背时有畏寒,纳可。效不更方,续进6剂。

三诊:汗出已停,背畏寒已失,精神振奋。脉沉细,舌脉平。继进4剂健脾益气以运水湿善后,随访至今未再复发。

按 肺主气,在体合皮,司腠理之开合,而腠理乃汗液之门户。肺气宣肃正常,气机顺畅,则腠理开合有度,卫外而固,汗出正常。若肺气不利,宣肃失职,则腠理不固,开合失司,而汗出异常。临证论治多汗,常以气虚卫外不固、阳虚阴不内守或阴虚内热为法。本案皆以此病机论治无果,缜密脉证的彰明。欣然想起《金匮要略》"夫心下有留饮,其人背寒如掌大"条文,该案实为饮邪犯肺,宣降失司,肺主皮,汗孔腠理开合失常,故汗出,用小青龙汤温肺化饮;苓桂术甘汤健脾燥湿,温阳利水,使肺宣降正常,腠理开合有度,则汗自止。

3. 类风湿性关节炎

类风湿性关节炎是一种以关节病变为主的慢性全身自身免疫性疾病,主要临床表现为小关节滑膜所致的关节肿痛,继而软骨破坏、关节间隙变窄,晚期因严重骨质破坏、吸收导致关节僵直、畸形、功能障碍。

该病属于中医"痹症"的范畴,因风、寒、湿、热等邪气侵袭人体,痹阻经络气血,气血运行不畅,引起关节酸痛、麻木、重着、伸屈不利等为主要临床表现。当辨证属于风寒侵袭,水饮内停时,可予小青龙汤加减。

医案精选

◎案

方爱国用小青龙汤加味治疗类风湿性关节炎慢性活动期。中医诊断为痹症(溢饮)。辨证为寒饮内停,经络痹阻。效果良好。方用小青龙汤加味。

处方:桂枝10g,麻黄6g,赤芍15g,干姜10g,细辛6g,五味子6g,法半夏12g,伸筋草12g,羌活12g,制附子10g,生甘草3g。5剂,每日服1剂,水煎服。

服药后诸症稍见好转。

◎案

罗陆一教授治疗类风湿性关节炎经验。中医诊断为风寒湿痹。辨证为寒饮内停,痹阻经络。治以温化寒饮,宣痹通络。方用小青龙汤加味。

处方:麻黄15g,桂枝15g,白芍15g,炙甘草15g,干姜15g,细辛15g,制半夏30g,五味子15g,黄芪30g,党参20g,白术15g,茯苓30g,防风10g。

7剂后诸症缓解,疗效显著。

按 类风湿性关节炎,在中医里称为"痹症"。类风湿性关节炎是由人体营卫失调,外受邪气侵袭,风、寒、湿、热等外邪侵袭人体,痹阻经络,气血运行不畅,内生痰湿、瘀血,正邪相搏所导致的以肌肉、筋骨、关节发生酸痛、麻木、重着、屈伸不利,甚或关节肿大灼热等为主要表现的病症。如《素问·痹论》云:"风寒湿三气杂至,合而为痹也。"其病势缠绵,难以治愈,故又称"顽痹""廷痹"。究其发病原因,大致有以下几个方面:风寒湿痹阻经络;风湿热痹阻经络;瘀血阻络;肝肾阴虚,气血两虚;或有脾虚、痰凝等。痹症的治疗,应从祛风、散寒、除湿、清热、活血、益肝肾、补气血、健脾化痰、疏通经络等方面着手,进行辨证论治,方可获效。

◎案

陈某,男,54岁。手指关节酸痛、屈伸不利3年,近1个月加重。症见:手指关节酸痛、肿痛、麻木不仁、活动不便,遇寒时更甚,伴胸闷心悸,胃纳差,恶寒。舌质淡,苔白腻,脉弦紧。辅助检查:抗链球菌抗体(ASO)、红细胞沉降率(ESR)值均高于正常值,类风湿因子(RF)阳性。西医诊断为类风湿性关节炎。中医诊断为风寒湿痹。辨证为寒饮内停,痹阻经络。治以温化寒饮,宣痹通络。方予小青龙汤加味。

处方:麻黄15g,桂枝15g,白芍15g,炙甘草15g,干姜15g,细辛15g,制半夏30g,五味子15g,黄芪30g,党参20g,白术15g,茯苓30g,防风10g。7剂,每日1剂,水煎服。

二诊:手指关节酸痛减轻,胸闷心悸减少,胃纳转好,续服上方加川芎30g,当归15g,继服7剂以补血活血,益气行气,祛风止痛。

三诊:患者所有症状均基本消除。

按 该患者因寒饮内停,泛溢于四肢,风寒湿邪痹阻经络,故见手指关节酸痛、肿痛、麻木不仁、活动不便；饮为阴邪易损阳气，阳虚则恶寒、遇寒时关节酸痛更甚；寒饮内伏，上犯心肺，故胸闷心悸；寒饮留伏，日久伤及脾胃，故胃纳差；舌质淡、苔白腻、脉弦紧均为寒饮内伏、表里俱寒之象。故用小青龙汤加味以温化寒饮，宣痹通络治之。方中麻黄、桂枝温经散寒；干姜、细辛温化寒饮；半夏燥湿化饮；五味子酸温、敛肺滋肾；甘草、白芍缓急止痛，调和诸药；黄芪、党参益气；白术、茯苓健脾安神，淡渗利湿；防风祛风解表，胜湿止痛；川芎、当归补血活血，祛风止痛。全方散寒除湿，温化寒饮，兼用祛风通络，宣痹止痛，佐以健脾，可谓做到药证相合，故药到病愈矣。

◎案

张某，女，45 岁。2013 年 4 月 15 日初诊。全身多处关节疼痛 5 年，常服用双氯芬酸钠，症状可减轻，但停药后复发。近阴雨潮湿天气，症状加重 7 天，四肢小关节肿胀、疼痛呈游走性，畏风肢凉，遇冷加剧，遇热减轻，颜面、下肢轻度浮肿。体格检查：T 37℃；BP 120/80mmHg；心肺听诊检查正常。腹平软，肝脾未触及肿大，双手掌指关节肿胀，双足跖趾关节肿胀，双下肢呈压陷性浮肿。舌质淡，苔白腻，脉沉弦。实验室及辅助检查：血常规、尿常规、大便常规检查正常。心电图、肝、胆、脾、肾超声检查正常。ESR 70mm/h，CRP 30mg/L，ASO＞500U，RF（阳性），LE 细胞、HLA－B27 检测正常。四肢关节 X 线平片检查有风湿小结。西医诊断为类风湿性关节炎。中医辨证为寒湿内停，脉络痹阻。治以散寒除湿，温经通络。用小青龙汤加味。

处方：麻黄 6g，桂枝 10g，白芍 10g，细辛 3g，五味子 5g，姜半夏 10g，干姜 6g，羌活 10g，独活 10g，威灵仙 15g，桑白皮 15g，甘草 3g。5 剂，每日 1 剂，水煎服，分 2 次温服。

二诊：关节疼痛缓解，浮肿消失，续用上方加白术 10g，薏苡仁 30g，茯苓 15g。7 剂，每日 1 剂，水煎服。药后症状消失，随访至今一切正常。

按 本病属风寒湿邪从外界入侵关节，致寒湿凝聚，脉络痹阻，不通则痛，导致关节疼痛；因"风性善走"，故关节疼痛呈游走性；"寒主收引""寒性主痛"，风邪与寒湿之邪相合，痹阻关节肌肉，则关节拘急疼痛、屈伸不利。小青龙汤有解表散寒除湿之功，方中麻黄、桂枝、白芍、干姜、细辛、姜半夏祛风散寒、除湿通络；五味子、甘草调和诸药；伍用羌活、独活、威灵仙、桑白皮增强除湿通络之功;合用白术、薏苡仁、茯苓健脾化湿,巩固疗效,病情稳定。

4. 风湿性关节炎

风湿性关节炎是一种常见的与人体溶血性链球菌感染密切相关的急性或慢性结缔组织炎症。风湿性关节炎广义上应该包括类风湿性关节炎。可反复发作并累及心脏。临床以关节和肌肉游走性酸楚、重着、疼痛为特征。属变态反应性疾病。是风湿热的主要表现之一,多以急性发热及关节疼痛起病。

在中医学中一般归为"痹症""溢饮"范畴,"痹"有闭阻不通之义,因风、寒、湿、热等外邪侵袭人体,闭阻经络,气血不能畅行,引起肌肉、筋骨、关节等酸痛、麻木、重着、屈伸不利,甚或关节肿大灼热等为主要临床表现。临床根据病邪偏胜和症状特点,分为行痹、痛痹、着痹和热痹。

医案精选

◎案

吴铭芳等治疗中医辨证属于寒湿内停、脉络痹阻的风湿性关节炎患者。方用小青龙汤加味。

处方:麻黄 6g,桂枝 10g,白芍 10g,细辛 3g,五味子 5g,姜半夏 10g,干姜 6g,羌活 10g,独活 10g,威灵仙 15g,桑白皮 15g,甘草 3g。

7 剂后症状消失,之后随访一切正常。

◎案

罗陆一教授治疗中医辨证属于寒湿内停、痹阻经络的风湿性关节炎患者。治以疏风散寒、温阳胜湿、通络除痹为主。方用小青龙汤加味。

处方:麻黄 15g,桂枝 15g,白芍 15g,炙甘草 15g,干姜 15g,细辛 15g,制半夏 30g,五味子 15g,防风 15g,羌活 15g,独活 15g,苍术 15g,防己 10g,薏苡仁 30g,茯苓 30g,当归 15g。

14 剂后诸症缓解,随访正常。

◎案

朱莹治疗痛痹,症见:肢体关节病痛,痛处不移,得热痛减,遇冷加重或复发,口不渴,小便清,舌淡苔白,脉迟缓。方用小青龙汤加减。

处方:麻黄用量减至 6g,白芍加至 30g,加制附子 12g(先煎)。

治疗着痹,症见:肢体困重疼痛,或头重如蒙,关节疼痛,肿胀不红不热,或有皮下结块,皮色不变,压之疼痛,或大便溏,小便清。舌淡胖,苔白滑润,脉细缓。方用小青龙汤加减。

处方:麻黄用量减为 6g,加白术 15g,木防己 10g,木瓜 15g。

上述痹症均可加入独活(病偏下肢),羌活(病偏上肢),以通络散寒除湿。

按 风湿性关节炎,中医学中属于"痹症""溢饮"范畴。体虚感邪是其发生的内在因素。《重订严氏济生方》说"风、寒、湿三气杂至,合而为痹。皆因体虚腠理空疏,受风寒湿气而成痹也。痹之为病,寒多则痛,风多则行,湿多则著,在骨则重而不举。在脉则血凝不流,在筋则屈而不伸,在肉则不仁,在皮则寒"。所以说体虚感邪,是痹症发生的内在因素。风、寒、湿邪是风湿性关节炎发生的外在因素。体质尚好,久居严寒之地,又缺乏必要的防寒措施;或因工作关系,野外露宿,久住潮湿之地,或睡卧当风,饥饿劳役,感受寒湿,日久也可致病也。痹阻不通是风湿性关节炎发生的主要病机。体虚感邪,风寒湿入侵,内外相因,痹阻经络,不通则痛,则风湿性关节炎发生。因为风为阳邪,善行数变,风邪袭人,流走经络血脉,致络道不通,气血运行受阻,其病生焉。临床上常见的风湿性关节炎关节疼痛,游走不定,乃因"风走注痛之病,其痛无常处是也"。治疗则当谨守病机,各司其属,因于风者疏之,寒者温之,热者清之,留者祛之,虚者补之,新病多实,久病多虚,寒实以温通为主,实热以苦寒为治,湿热以清利为祛,阴虚者,滋阴清热;阳虚者,温阳益气,气血两虚者,调补气血,正虚邪恋者,扶正以祛邪。

◎案

杜某,女,45 岁。全身多处关节疼痛 3 年,以下肢为甚,遍寻中西医,屡治不效。症见:四肢关节疼痛,足踝趾及双膝关节肿痛严重,屈伸不利,遇风寒时更甚,关节痛处不温无红,伴见面色苍白,畏冷,四肢不温。舌质淡暗,苔白腻,脉弦紧。辅助检查:抗链球菌抗体、红细胞沉降率均高于正常值。西医诊断为风湿性关节炎。中医诊断为痹症。辨证为寒湿内停,痹阻经络。治以疏风散寒,温阳胜湿,通络除痹。方予小青龙汤加味。

处方:麻黄15g,桂枝15g,白芍15g,炙甘草15g,干姜15g,细辛15g,制半夏30g,五味子15g,防风15g,羌活15g,独活15g,苍术15g,防己10g,薏苡仁30g,茯苓30g,当归15g。7剂,每日1剂,水煎服,分2次温服。

二诊:见所有关节疼痛逐渐消退,四肢转温,予上方加制附子15g,制天南星15g以加强燥湿化痰,祛风止痉之功,续服14剂而痛平,遂嘱其长期服用大活络丸调养以防复发。随诊1年患者痹症再无复发。

按 该患者因素体阳虚,气血不充,卫外不固,风寒湿邪乘虚侵入,日久由浅入里,寒湿凝聚,留伏于经络之间,泛溢于四肢,痹阻脉络关节,故全身关节疼痛,四肢屈伸不利,甚则肿痛,遇风寒时更甚;寒湿客于经络关节,气血凝滞,故关节痛处不温无红;阳虚,气血不充,故面色苍白,畏冷,四肢不温;舌质淡暗,苔白腻,脉弦紧均为阳虚寒湿内停之象。故用小青龙汤加味以疏风散寒,温阳胜湿,通络除痹治之。方中麻黄、桂枝配防风温经散寒,祛风止痛;干姜、细辛、苍术温化寒饮;半夏燥湿化饮;五味子酸温、敛肺滋肾;炙甘草、白芍缓急止痛、调和营卫、缓和诸药;羌活、独活解表散寒,祛风胜湿,通痹止痛;防己、薏苡仁疏风祛湿;茯苓健脾安神,淡渗利湿;当归活血通经;制附子、制天南星燥湿化痰,祛风止痉。全方紧扣阳虚寒湿内停之病机,施药精确,切实做到疏风散寒,温阳胜湿,通络除痹之功,故痹症可愈矣。

◎案

陈某,女,48岁。2011年5月25日初诊。右膝关节因半月板损伤于某三甲医院行手术治疗。术后膝关节反复肿胀、疼痛、活动不利1年余,多次抗感染、止痛等处理,效果不佳。症见:右膝关节肿胀、疼痛,活动不利,时有冷感、不红,触之肿胀柔软绵绵,皮温不高,形体丰腴,面浮肿貌,左右膝关节周围相差8cm。纳可,二便如常,舌质淡,苔白滑,脉滑。中医诊断为痹症。辨证为痰饮水湿浸渍关节,筋脉不利。治以温阳化饮,通利关节。方用小青龙汤加减。

处方:生麻黄6g,细辛5g,生姜15g,桂枝9g,甘草12g,五味子15g,白芍15g,淫羊藿15g,仙茅15g,巴戟天12g,萆薢20g。7剂,每日1剂,水煎服,分2次温服。

嘱将药渣温敷右膝,每日2次,每次40min。

二诊:左右膝关节周围相差5cm,肿胀、疼痛明显减轻,舌脉如前。效不更方,继进10剂。

三诊:左右膝关节周围相差3cm,肿胀、疼痛基本消除,行走自如。继上方以炙麻黄易生麻黄以缓缓散其水气;虑其久病多虚、久痛入络,加黄芪25g,白术12g,土鳖虫10g以益气健脾、除湿通络。再进7剂,冀期巩固。药尽诸症皆平,迄今未复发。

按 主要以溢饮论治该病。盖溢饮者,水饮溢于四肢肌肤也。《金匮要略》曰:"饮水流行,归于四肢,当汗出而不汗出,身体疼痛,谓之溢饮。"又曰:"病溢饮者,当发其汗……小青龙汤亦主之。"本案例饮邪虽未广泛溢于四肢肌肤,而彰显关节者,盖痰饮之性多变动无羁,无处不留。又表现为无热象的关节肿胀,且多方论治无果。必于温中求阳,使肿胀阴邪"得温始运,得阳则开"的机制,故投小青龙汤加淫羊藿、仙茅等进退,麻黄配桂枝以温经散寒,祛风止痛;生姜、细辛以温化寒饮;五味子酸温、敛肺滋肾;白芍、甘草缓急止痛,调和营卫,调和诸药,加淫羊藿、仙茅以温肾、强筋骨;萆薢以渗湿,使湿邪从小便而去,全方合用,共奏温中化饮之功,疗效肯定。

5. 肩周炎

肩周炎是指以肩部逐渐产生疼痛,夜间为甚,逐渐加重,肩关节活动功能受限而且日益加重,达到某种程度后逐渐缓解,直至最后完全复原为主要表现的肩关节囊及其周围韧带、肌腱和滑囊的慢性特异性炎症。

中医称该病"肩凝风""五十肩"等,多因老肝肾亏虚,气血虚弱,血不荣筋;或外伤后遗,痰浊瘀阻;或露肩贪凉,风寒湿邪乘虚袭入,瘀滞关节所致。治疗当以活血通络止痛为法。

医案精选

◎案

曹某,女,53岁。2010年1月6日初诊。主诉左肩胛区疼痛月余。现左肩胛区疼痛,遇寒尤甚,患者体较胖,胆结石术后2年。体格检查:BP 115/80mmHg,血脂、血糖正常。左肩胛内侧及嵴下压痛(++),不能上举及内旋,痛处不红,腿痛,周身沉重,伴口苦食少,烦躁眠差,舌苔白,脉弦紧。中医诊断为肩凝风。辨证为风寒凝滞,太阳经疏不利。治疗当以温经散寒,祛风止痛。方用小青龙汤加减。

处方:麻黄 9g,炒白芍 12g,清半夏 9g,桂枝 15g,细辛 6g,干姜 9g,茯苓 10g,威灵仙 15g,秦艽 15g,络石藤 10g,栀子 10g,姜黄 10g,甘草 6g。3 剂,每日 1 剂,水煎服,早、晚分 2 次温服。

服药 3 剂后明显好转,续服 6 剂痊愈。

按 本案患者由于外感风寒,风寒凝滞肩胛,肩胛乃为太阳经络循行部位,风寒阻滞,太阳经疏不利导致肩胛区疼痛,遇寒加重;再者,患者体胖,体内素有痰湿停留,内外合因,导致本病。故以小青龙汤为基础方化裁,取其解表化饮之功,方中去五味子,乃因五味子酸收之性,不利痰湿祛除;加入姜黄、淫羊藿、络石藤等以加强温经散寒、祛风止痛之效。全方合用,疗效显著。

◎案

某,女,49 岁。2010 年 11 月 6 日初诊。自诉右肩胛区疼痛 3 月余。患者 3 个月前因外出吹风后出现右侧肩胛区疼痛,遇寒加重,活动不利,遂来就诊。体格检查:BP 126/82mmHg,右肩胛内侧及嵴下压痛(+ + +),右臂不能上举及内旋,痛处不红。周身沉重。舌质淡,舌苔白,脉弦紧。西医诊断为肩周炎。中医诊断为肩凝风。辨证属风寒凝滞,太阳经气不利。治以祛风散寒,通络止痛。方用小青龙汤加减。

处方:炙麻黄 9g,炒白芍 10g,法半夏 9g,桂枝 12g,细辛 6g,干姜 10g,茯苓 12g,威灵仙 20g,秦艽 15g,鸡血藤 15g,姜黄 10g,甘草 6g。5 剂,每日 1 剂,水煎服,早、晚分 2 次温服。

服药 5 剂明显好转,续服 7 剂痊愈。

按 本案患者因属于风寒凝滞,太阳经疏不利而病,故以小青龙汤为基础方化裁。肩凝症系风寒湿之邪侵袭机体,流注经络、肌肉、筋骨、关节,导致局部气血运行不畅,出现肩关节酸痛、麻木、肿胀,屈伸不利。湿与饮异名同类,小青龙汤可散寒化饮除湿,方中略加祛风除湿通络之品(威灵仙、秦艽、鸡血藤、姜黄等),全方诸药合用能使寒湿得化,经气得通,痹痛自除。

第二节 儿科疾病

1.小儿支气管哮喘

支气管哮喘是一种以慢性气道炎症为基础的变态反应性疾病,临床上常表现为反复发作的哮喘、呼气性呼吸困难、胸闷或咳嗽等症状,常在夜间和(或)清晨发作,出现广泛多变的可逆性气流受限,多数患者可自行缓解或经治疗缓解。在各种因素的影响下,支气管哮喘在儿童、青少年群体中的发病率不断升高,且本病具有反复发作、病程长的特点。目前西药的疗效并不理想,且许多家长对长期应用激素存有顾虑。故寻求中医治疗的要求十分迫切。小青龙汤治疗哮病,既温阳化饮,又温散寒邪。诸药合用,有散有收,为开合兼施之法。

医案精选

◎案

某,男,7 岁。2008 年 8 月 10 日初诊。咳嗽、哮喘、呼吸困难伴高热 20 余天,在当地卫生院静脉滴注氨苄青霉素(氨苄西林)、双黄连,病情加重,遂来求诊。体格检查:形体消瘦,一般状况差,背入病室。T 38℃,P 120 次/min,HR 46 次/min,体重 16kg;口唇发绀,咽部充血,颈部两侧淋巴结均肿大如黄豆。双肺布满哮鸣音,心律齐,无杂音。实验室检查:HB 95g/L,WBC $5.7×10^9$/L,N 48%,L 50%,M 20%,OT 试验(-),痰检和细菌培养(-)。X 线诊断为支气管炎。西医诊断为支气管哮喘,肺结核。中医诊断为咳嗽肺痨。辨证为肺失宣降,肺气上逆。方用小青龙汤。

处方:麻黄 10g,桂枝 10g,白及 10g,赤芍 10g,干姜 3g,半夏 3g,五味子 3g,甘草 2g,细辛 2g(另包)。每日 1 剂,水煎服,分 2 次温服。配合雷米封(异烟肼片)300mg,乙胺丁醇 375mg,利福平 100mg,维生素 B_6 10mg。口服。

二诊:3 天后体温恢复正常,晚间哮喘轻,精神状况良好,有食欲。继续上述治疗,1 周后食欲增加,精神愉快,能下床。

三诊:半月后患儿无哮喘,体重增加至 18.5kg,面色红润,能上下楼梯,听诊双肺呼吸音正常,嘱其口服抗结核药物 18 个月。1 年后随访,体重从原来的 16kg 增至 23kg,X 线透视两肺基本正常,至今未复发。

按 本案患儿是支气管哮喘兼见肺结核,其临床表现为咳喘—气短—气血阴阳皆虚三阶段。肺以气为本,肺主宣发肃降,肺之宣肃功能正常则气机通利;肺受外邪入侵,导致肺气上逆,则为咳喘,治疗上只能从宣肺止咳、培补正气入手。方用小青龙汤主要是利用其燥湿化痰,和胃下气,利肺气,除风邪,调和气血,滋肾生津,止咳定喘之功效。方中麻黄、桂枝以发散在表之风寒,宣肺平喘;干姜、细辛、五味子辛温散饮,乃治寒饮停肺所致咳喘之要药;以赤芍换白芍,取其活血通络之功,且配白及加强活血止血功效。且因中药能消除抗结核药物的毒副作用,故配合抗结核药物治疗该病可取得较好的疗效。

◎案

某,女,6 岁,学生。2002 年 11 月 4 日初诊。其父代诉:咳喘反复间断性发作 4 年。每因感寒即发,冬重夏轻。表现为咳喘气促,额头微汗,精神较差,饮食减退,形体渐瘦,四肢不温。曾多次到市区大小医院就诊,诊断为支气管哮喘。先后用抗生素、激素及中药等治疗,虽可暂时缓解,但仍稍有不慎受寒即发,不能根除。此次,又因感冒引发,病状如前。3 天前到附近一诊所老中医处就诊,处以中药 3 剂(小青龙汤原方),药毕效果不显,抱着试试看的心理来医院就诊。症见:咳喘气促,喉中有哮鸣声,吐清稀白色痰,语言低弱,恶寒,微汗出,面白体瘦,神疲纳差,四肢不温。舌淡,苔白润,脉虚缓。中医诊断为哮病。辨证为外寒内饮,肺脾气虚。方用小青龙汤加味。

处方:炙麻黄 6g,桂枝 10g,法半夏 10g,干姜 6g,五味子 10g,细辛 3g,白芍 12g,炙甘草 6g,黄芪 15g,党参、炒白术、茯苓各 12g。3 剂,每日 1 剂,水煎服,分 2 次温服。

二诊:服完上药,咳喘气促、哮鸣声减轻,恶寒微汗出消失。饮食渐佳、精神转好。仍守方 4 剂后所有症状消失。恐怕再发,再次前来询治。

三诊:临床症状已消失,思其年幼体弱,脏腑未实,应继续扶正善后,巩固疗效,嘱其改服参苓白术散,6g/次,2次/天,并吞服紫河车粉2g,1次/天,坚持月余以强健体质,并注意饮食调养,避受风寒。

3年后某日在街市遇见患儿,见其面色红润,谈吐活泼。询知病愈后,未再复发。

按 该患儿哮喘因感冒而发,症见恶风寒微汗出,为外感风寒。喉中有哮鸣声,吐痰清稀色白,说明内有寒饮。因年幼脏腑未实,肺脾娇弱,哮喘反复发作,先已耗损肺气,脾肺有相生关系,日久子盗母气,殃及脾土,土不生金,以致肺脾两虚,故见哮喘气促,面白体瘦,语音低弱,神疲纳差,四肢不温,舌淡、苔白润,脉虚缓。形成外寒内饮、肺脾两虚之证。依证治当解表化饮、健脾益肺。而小青龙汤为治外寒内饮的温宣祛邪之剂,单用此方虽可解表化饮,但无健脾益肺之力,对肺脾气虚无扶助之功,会使正气更虚无力祛邪,药力难以发挥而不显效。分析前述老中医诊以小青龙汤原方治而不效,是因其忽视了小儿脏腑娇嫩、形气未充的生理特点和患病后邪气易实、精气易虚的病理特点,从而忽略了健脾益肺,扶正祛邪的意义,仅用了温宣祛邪之剂。既然如此,为何不以六君子汤为主加减治疗呢?思量朱丹溪云:"凡喘未发、以扶正为主,已发、以祛邪为急……"因此,一方面仍以小青龙汤解表化饮平喘以治其标;另一方面加用黄芪、党参、炒白术、茯苓配合五味子、甘草,以达培土生金、健脾益肺之目的,从而使脾气升降有力,肺气宣降复常,鼓舞正气受助小青龙汤药力,解表化饮哮喘自平。临床初愈后,三诊时又施以参苓白术散缓图健脾助运:一则升清益肺,断其痰源;二则巩固旺盛脾肺之气,同时吞服紫河车粉以提高机体免疫力,使其不易感冒,消除了诱因,故痊愈后,不再复发。

2. 小儿支气管炎

小儿支气管炎是儿科临床实践中的常见病、多发病,由于小儿呼吸道在生理结构上具有鼻腔相对较小、气管支气管狭窄、黏膜分泌不足、纤毛运动较差、血管丰富、咽喉淋巴组织发育不全以及免疫力较弱等特点,导致小儿容易发生细菌或(和)病毒感染。

中医学认为小儿支气管炎,即为"外感咳嗽",主要是感受风寒、风热、风燥等邪气的侵袭而发病,与肺、脾、肾三脏功能失调关系密切。风邪在小儿咳嗽的发病中占有重要的作用,风邪具有"善行而数变""其性轻扬"的特点,常常发病是在气候骤变的情况下,感受风邪突然发病。肺为娇脏,不耐寒热,且与外界直接相通,所以外邪侵袭,首先犯肺;其次肺具有朝百脉、主治节功能,肺气贯通百脉,肺病常常会传及他脏,小儿本身具有"发病容易、传变迅速"的病理特点。

医案精选

◎案

张某,女,2 岁 7 个月,海安县人。2012 年 10 月 8 日初诊。以"咳嗽 1 周"为主诉,西医治疗无效,遂求诊中医。症见:咳嗽有痰,量多色白、质清稀,鼻塞、鼻流清涕,白天尤甚,无恶寒发热,食纳差,精神可,二便正常。舌淡红,苔白腻,小儿指纹显露至风关。体格检查:双肺呼吸音粗,可闻及痰鸣音。胸部 X 线片可见双肺纹理紊乱。西医诊断为急性支气管炎。中医诊断为外感咳嗽。辨证为风寒犯肺。治以疏风祛邪,止咳化痰。方用小青龙汤化裁。

处方:麻黄 3g,陈皮 5g,桂枝 5g,细辛 3g(先煎),干姜 5g,五味子 5g,半夏 5g,白芍 10g,炙甘草 6g,紫苏叶 10g,砂仁 5g(后下),冬瓜子 10g。7 剂,每日 1 剂,水煎服。

医嘱少量频服,忌生冷油腻,避风寒。

后随访,患儿家属诉服药 2 剂后症状明显减轻,服药 7 剂后,咳嗽基本消失,双肺呼吸音粗,未闻及干湿啰音、无痰鸣音病愈。

按 该案患儿因咳嗽起病,乃因小儿脏腑娇嫩,正气不充,不耐外邪侵袭,故易受邪致病。因外感风寒,入侵犯肺,肺气失宣,故可见咳嗽咳痰等症;又因患儿咳嗽痰多,是因体内有痰饮停留;综其病因乃为外感风寒,内有停饮,故方用小青龙汤加减治之。方中使用麻黄、桂枝解表祛邪,而且麻黄具有宣肺、平喘之功,桂枝具有温阳行气化饮之力,配伍五味子收敛肺气、白芍养血和营,半夏还可和胃降逆、燥湿化痰;配伍紫苏叶有散寒解表、宣肺止咳,冬瓜子化痰,砂仁具有化湿行气,炙甘草调和诸药;全方共奏疏风祛邪、止咳化痰的功效。

◎案

某,男,1岁。2015年1月30日初诊。患儿3天前开始咳嗽,曾自服多种中西药无效。症见:咳嗽,咳痰,痰少而色白,饮食正常,今日未解大便。两手指纹红暗而沉,不流畅,右手指纹内偏而分叉,两手指纹均过风关,舌淡红,苔微厚,稍黄腻。中医诊断为咳嗽。辨证为寒饮内伏,郁而化热。方用小青龙汤合苇茎汤加减。

处方:桂枝5g,白芍6g,炮姜5g,炙甘草5g,细辛5g,覆盆子5g,苇茎10g,薏苡仁10g,桃仁5g,厚朴10g。3剂,每日1剂,分6次喂服。

二诊:2月4日。药后咳嗽减轻,然出现呕吐痰涎,大便稀,日二三行,小便正常,纳食减少。指纹同前,舌苔变白。治以小青龙汤合七味白术散、栀子豉汤加减。

处方:上方加桂枝至8g,细辛6g,减覆盆子至4g,去苇茎、薏苡仁、桃仁、厚朴,加半夏6g,葛根12g,藿香12g,木香6g,羌活4g,焦栀子6g。3剂,每日1剂,分6次喂服。

按 患儿两手指纹均达风关,伴有分叉,不流畅,说明邪气较甚;右手指纹内偏而有分支者,病偏于气分;双手指纹红暗而沉,外邪入里且已化热。咳嗽,痰少而白,苔微厚稍黄腻,乃痰湿内阻,郁而化热,致使气机不畅、肺气不平。证属外感风寒之邪,因误治而引邪入内,又小儿平素脾胃较弱,痰湿内盛;风寒入里,与痰湿相合,郁而化热,邪阻而肺气不平,故咳嗽。故治疗以小青龙汤解表祛邪,温化痰湿;更加苇茎汤以清热化痰利湿。寒温相用,使邪气祛、痰湿除而正气安,则肺气自平。用覆盆子代替五味子者,是因为小儿及尺脉不足之人肾气往往较弱,故以覆盆子益肾,防细辛耗散肾气;而其味本酸,又能防细辛发散太过;而且在口感方面,覆盆子较五味子好喝,小孩容易接受。就细辛的用量而言,大人当用10g,1岁以上小儿即可用5g;就其用法而言,若以祛除外邪为主,则细辛量当大于五味子(覆盆子),若以除痰湿水饮为主,则两者量当相同。桃仁本可调肺气,合厚朴以肃降肺气,又能畅血行而利于邪气的祛除。服药之后,邪气得以松动,已从里托散于表,现邪闭于表而使中焦之气不和,故见呕吐痰涎,大便稀,纳食减少。故仍以小青龙汤温散寒湿,加大桂枝、细辛用量,减少覆盆子用量以加强小青龙汤的宣散祛邪之性;用葛根、藿香、木香、羌活以助其祛除表邪,更能宣化湿浊、舒畅中气;药后余热未尽,故以栀子清之。

2. 小儿过敏性鼻炎

过敏性鼻炎,又称变态反应性鼻炎,是指易感个体接触变应原后,主要由免疫球蛋白 E 介导的以发作性喷嚏、流涕和鼻塞为主要症状的鼻黏膜变态反应性疾病。

该病属于中医学"鼻鼽"的范畴(鼻鼽是指以突然和反复发作的鼻痒、连续喷嚏、流清涕、鼻塞为特征的疾病)。由于各种因素的影响,儿童及青少年的发病率越来越高,成为儿童及青少年的常见病及多发病之一。该病极易复发,严重时可影响患者的学习和正常生活。该病初期因表虚感寒,邪犯肺卫,营卫失和。从而出现以发热汗出、畏风怕冷为主,兼有鼻流清涕、喷嚏、鼻塞,甚者出现嗅觉减退等症状。又肺气虚寒,失于温煦,水湿内停,故可见下鼻甲肿大,鼻腔黏膜淡白等。选用小青龙汤方治疗,取其既散在表之寒邪,兼固表调营卫,又有温通鼻窍之功效。临床常加入生黄芪益肺气,辛夷利鼻窍,蜂房疏风逐邪。

医案精选

◎案

李晨帅用小青龙汤加味治疗小儿过敏性鼻炎,获得良效。其辨证为外寒内饮,肺失宣肃。治以解表散寒,通窍,温肺化饮。方用小青龙汤加味。

处方:炙麻黄 5g,白芍 10g,桂枝 6g,细辛 3g,干姜 6g,五味子 6g,制半夏 10g,白芷 10g,辛夷 6g,苍耳子 6g,杏仁 10g,炙甘草 3g。

[按] 小儿过敏性鼻炎属于中医学"鼻鼽"范畴。本病内因多为肺、脾、肾三脏功能失调,外感风寒引发。鼻为肺之门户,风寒外袭,鼻首当其冲,由于小儿肺常不足,腠理稀疏,卫表不固,风寒之邪乘虚而入,侵袭肺系,肺气不得通调,清窍为之闭塞,而鼻痒、喷嚏以生;肺之通调水道功能受阻,停积为涕,涓涓而下,不可遏止。而肺气的充实有赖于脾气的输布散精,脾肺乃金土相生关系,土虚则金不旺,脾气虚则可致肺气虚;气之根在肾,肾虚则摄纳无权,气不归元,肾不纳气,气则浮散,风邪得以内侵致病。亦有学者提出本病为营卫失调,风寒之邪侵袭,使肺经受邪,或脾失健运,清阳不升,使清窍

为浊阴所扰,或因肾阳不足,肺脾失煦而致。也有医家强调水毒为本病之标,并认为鼻鼽是一种特殊的痰饮。总之,中医鼻鼽的发病机制可因外感风寒、风热犯肺、素体肺气虚弱复感风寒、饮食不节损伤脾胃、先天或久病肾气虚弱致肺、脾、肾三脏功能失调而致肺窍闭塞、肺失肃降、宣降失司、运化失司、肺气不足、摄纳无权、寒水上犯致津液水湿聚于鼻窍而发鼻鼽。故鼻鼽的治疗当以祛风解表散寒治其标,温补肺、脾、肾三脏之气为之本,只有标本兼顾,方可药中病机,药到病除。

◎案

某,女,3岁。2014年10月初诊。鼻塞、鼻痒、流清涕、喷嚏1月余。近1个月来,感风寒加重,鼻塞而痒,揉鼻为快,流清涕,晨起喷嚏为重,面色淡黄,疲倦乏力,纳差、乏味,便溏,服感冒药、消炎药而无效。舌淡,苔白,脉缓。中医辨证为肺脾气虚,寒水上逆。治以温肺化饮,益气健脾,通窍止涕。方用小青龙汤加味。

处方:麻黄3g,桂枝3g,法半夏6g,细辛1.5g,干姜3g,五味子6g,党参10g,白术10g,辛夷6g,苍耳子6g,甘草6g,白芷10g,蝉蜕3g。

7剂后痊愈,至今未复发。

按 小儿先天禀赋不足,属稚阴稚阳之体,形气未充,正气亏虚,易感受外邪致病。其多因为脾肺气虚,卫外不固,风寒之邪从口鼻入侵于肺,因鼻为肺之外窍,肺气不宣,则鼻窍不利,导致鼻塞、鼻痒,流清涕,打喷嚏等症状。本方以小青龙汤为主,麻黄、桂枝相合以发汗解表、宣肺平喘;五味子、干姜、细辛以温肺散饮;半夏可燥湿化痰;白芍、甘草酸甘敛阴,且可防麻桂发散太过;小青龙全方行宣肺散寒、温肺化饮之功,再加辛夷、苍耳子等宣通鼻窍,开闭通壅;加党参、白术以健脾益气,培土生金;"无风不成痒",故加用蝉蜕以祛风止痒。全方切中病机,故疗效显著。

◎案

某,5岁,男性。主诉:间断流涕、鼻塞2年,加重1周。间断鼻塞、流涕2年,在某医院诊断为过敏性鼻炎,自服多种西药,未能缓解。1周前因"受凉"后出现发作性喷嚏、流大量清涕、鼻塞,时觉眼痒,偶头痛,无汗,纳可,二便调。查体:鼻黏膜苍白、水肿,双肺未闻及干湿啰音。舌质淡,苔白滑,脉浮紧。辨证为属外寒内饮,肺失宣肃。治以解表散寒,通窍,温肺化饮。方用小青龙汤加味。

处方:炙麻黄5g,白芍10g,桂枝6g,细辛3g,干姜6g,五味子6g,制半夏10g,白芷10g,辛夷6g(包煎),苍耳子6g,杏仁10g,炙甘草3g。7剂,每日200ml,水煎分3次服用。

嘱患儿注意保暖,禁食海鲜及牛羊肉,远离过敏原。

二诊:患儿鼻塞流涕症状减轻,晨起打喷嚏,时觉头痛,纳可,大便略干,日行1次。上方去细辛,加藁本10g,乌梅10g。继服7剂。用法用量同前。

三诊:现患儿偶尔打喷嚏,无鼻塞流涕,不头痛,纳可,二便调。原方去藁本,加炙黄芪10g,白术10g,防风10g,当归6g。继服14剂,以巩固疗效。

按 过敏性鼻炎主要表现为鼻塞,伴鼻痒和频繁打喷嚏、流清涕,多为脾肺气虚、气化失常所致。脾虚则水湿失运,肺虚则卫外不固,患儿感受风寒,寒邪外束,寒饮犯肺,鼻为肺之窍,故寒饮上逆鼻、目诸窍,出现鼻塞、流涕、喷嚏等症状。此与小青龙汤证外寒内饮极为吻合,故用小青龙汤加减。小青龙汤方中麻黄、桂枝相伍以解表散寒、宣肺;半夏燥湿化痰;干姜、细辛、五味子相配以温中化饮;白芍、炙甘草监制麻、桂发散太过,且可调和诸药。《素问·至真要大论》曰:"诸病水液,澄澈清冷,皆属于寒。"因此加白芷、辛夷、苍耳子发散风寒、宣通鼻窍、止痛,杏仁温肺降气,藁本以祛风散寒止痛,乌梅、五味子以敛肺生津。因患儿素体气虚,所以又加玉屏风散健脾补肺,提高患儿抵抗力,防止复发。

第三节 五官科疾病

1.过敏性鼻炎

过敏性鼻炎,西医认为本病是与遗传、吸入刺激性气体和细菌感染等有关。中医认为主要是肺气虚弱,卫阳不固,腠理疏松,外邪乘虚而入所致,属于中医学"鼻鼽"范畴。"鼻鼽"的鼽,即鼻塞之意,主要指肺气虚弱,腠理疏松,卫表不固,感受风寒之邪,使肺失宣降,津液凝滞停聚,阻塞气道,出现鼻塞、鼻痒、喷嚏、流清涕、嗅觉失灵等病症,类似于现代医学的过敏性鼻炎。《金匮要略》在"肺痈胸满胀,一身面目浮肿,鼻塞清涕出,不闻香臭酸辛,咳逆上气,喘鸣迫塞,葶苈大枣泻肺汤主之"条下注曰"此先服小青龙汤1剂乃进",说明小青龙汤亦有宣通鼻窍之功,为小青龙汤治疗鼻鼽提供理论依据。

医案精选

◎案

某,女,56岁。2004年9月2日初诊。入秋以来,患者出现鼻塞、鼻痒,打喷嚏,流清涕,咽痒、眼痒,后又咽痛、口干等症状,曾于某医院做变应原皮试等检查,诊断为过敏,每年秋季均犯。服用西药治疗无效。舌苔薄白,脉浮。西医诊断为过敏性鼻炎。中医诊断为感冒。辨证为风寒束肺,寒郁化热。治以温肺散寒,兼清风热。方用小青龙汤配伍桑菊饮加减。

处方:炙麻黄5g,桂枝10g,细辛3g,五味子10g,白芍15g,桑叶10g,菊花10g,杏仁10g,连翘15g,芦根15g,牛蒡子12g,桔梗6g,薄荷6g(后下),辛夷6g(包煎),防风10g,生甘草6g。5剂,每日1剂,水煎服,分2次温服。

二诊:药后鼻塞、鼻痒,咽痒、眼痒,打喷嚏,流清涕明显减轻,但畏风寒喜暖,遇冷风则必发作,伴有咳嗽白痰,舌脉同前,肺气虚弱,卫表不固,肺失宣降。用玉屏风散配伍前方加减以益气固表,药用生黄芪30g,炒白术10g,防风6g,再服汤药7剂而告愈。

按 患者过敏体质,禀赋不足,肺气虚弱,腠理疏松,卫表不固,立秋之后,寒凉之气主宰,风寒之邪乘虚侵入,肺为娇脏,不耐寒热,风寒束肺,使肺失宣降,津液凝滞,出现鼻塞,流清涕;"无风不作痒",风邪作祟,故鼻痒、眼痒、咽痒;邪从热化,则口干咽痛。中药麻黄、桂枝宣肺解表,桂枝、白芍调和营卫,细辛温肺化饮,五味子温敛肺气,桑叶、菊花、薄荷疏散上焦风热,连翘、芦根、牛蒡子清热,杏仁、桔梗宣肺止咳,防风祛风解表止痒,辛夷为通鼻窍之要药,黄芪益气固表,合白术散邪,得防风固表而不致留邪。古人云:"邪之所凑,其气必虚。故治风者,不患无以驱之,而患无以御之。"诸药共奏益气固表、温肺散寒、内清风热之功。

◎案

胡某,女,36 岁。2014 年 6 月 5 日初诊。近 1 年来经常感冒,感冒时即出现鼻塞、喷嚏、鼻痒,流大量清涕,有时伴咳嗽。经五官科诊断为变应性鼻炎。经抗感染、抗过敏治疗后,症状时发时缓。本次因受凉,上症又发,嗅觉减退,伴少量咳嗽,咳痰色白而稀,头昏。舌质淡红,苔薄白,脉浮紧。中医诊断为感冒。辨证为肺气虚弱,卫外不固,风寒袭肺,上逆鼻窍。治以温肺散寒通窍。方用小青龙汤加减。

处方:麻黄 6g,桂枝 10g,细辛 3g,生姜 3 片,五味子 10g,法半夏 10g,蝉蜕 10g,杏仁 10g,防风 12g,苍耳子 10g,白芍 10g。7 剂,每日 1 剂,水煎服,分 2 次温服。

二诊:药后,流清涕减,无鼻塞,但鼻痒。上方加黄芪 20g,白术 10g,乌梅 10g。再服 7 剂,症状缓解,嘱每天服玉屏风散口服液 3 个月而愈。

按 本案患者平素体虚,正气不足,易感受触冒外邪而致病。因受凉后,外感寒邪从鼻窍入里,"鼻为肺之外窍",鼻窍不通,则肺气不利,肺失宣降,故可见咳嗽、鼻塞流涕等外感症状。方用小青龙汤加味治疗,取其解表散寒,温肺化饮之功。小青龙汤全方可驱散束肺之风寒,恢复肺主宣发肃降之功能。且方中加用蝉蜕、防风,因"无风不成痒",故此二味药取疏散外风、止痒之功;苍耳子为通鼻窍妙药,因鼻窍不利,故加用一味苍耳子宣通鼻窍。后期外感症状缓解后,须培补正气,故配伍玉屏风散,益气固表,扶正补虚。

2.咽喉源性咳嗽

咽喉源性咳嗽系指因咽喉疾病所导致的以咳嗽为主症的疾病。临床常以咽部不适、咽痒引咳、异物感引起咳嗽,反复发作或久咳不愈,咳嗽无痰或痰质稀薄。胸部 X 线片检查无异常或仅为肺纹理增重,属现代医学慢性咽炎、过敏性咽炎、慢性咳嗽等范畴。该病证临床中多数为干咳无痰但口不渴,或有唾液样痰,遇凉饮冷、闻及异味则加重;久咳不愈可伴有咳且汗出,甚则咳时遗尿等。检查咽部黏膜色淡、舌淡红苔白润、脉无热征象者多属风寒闭肺,肺气失宣,邪阻咽喉证。常以小青龙汤方加入防风、桔梗和杏仁祛在表、在上之风寒,宣肺散邪以利咽喉而止咳,又可视为小青龙汤与三拗汤的合方。

医案精选

◎案

某,女,54 岁。2004 年 12 月 18 日初诊。患者因感冒后遗留咽痒、咳嗽 3 月余,服用抗生素及甘草合剂等不效。症见:咽痒咳嗽,偶有少量唾液样分泌物,晨起、夜晚咳重,畏寒喜暖,自觉遇冷即咳,咳甚汗出遗尿。检查:咽部黏膜淡红,侧索肥厚;间接喉镜见:下咽黏膜无充血,舌根淋巴增生不明显,声带无充血,轻度水肿,闭合运动可;X 线胸片示:肺纹理增重。舌质淡嫩,苔白润,脉细略沉。中医诊断为咳嗽。辨证为风寒闭肺,邪阻咽喉。治以宣肺散寒,祛邪利咽。方用小青龙汤加减。

处方:麻黄 3g,桂枝 6g,细辛 5g,半夏 10g,淡干姜 5g,芍药 15g,五味子 10g,杏仁 10g,防风 10g,桔梗 10g,蜂房 5g。5 剂,每日 1 剂,水煎服,分 2 次温服。

二诊:诉咽痒、咳嗽明显好转,晨起仍咽痒而咳,微汗,但夜晚可安静入睡,畏寒遗尿除。舌质淡嫩,苔白薄,脉细。咽喉局部检查基本同前。上方去半夏,细辛改为 3g,5 剂,服法同前。再诊诉病愈,再以上方加减 3 剂巩固疗效。

按 患者因感冒后导致咽喉不适,因感受风寒之邪,邪气不散,闭阻咽喉,咽喉以降为顺,气机不降,上逆为咳为嗽。舌质淡嫩,苔白润,为寒湿之象。可见该患者外有风寒之邪,内有水饮停留,内外合邪,发为本病。治以小青龙汤加味,小青龙汤行散寒宣肺、温里化饮之功;另加用杏仁、桔梗以宣肺利咽;因咽痒不适,乃风邪为怪,"风性善行而数变",故加防风、蜂房以祛风通络止痒。全方共奏宣肺散寒、温肺化饮、祛风止痒利咽之功。因药症相符,故效果彰显。

◎案

何某,女,47 岁。咳嗽三四年,伴有咽痒,咽喉干燥,时有隐隐疼痛,无痰,咽部有异物感。检查:咽部偏暗红充血,不肿,小血管扩张,双侧扁桃体Ⅰ度肿大,后壁黏膜干燥,间接喉镜下未见异常。舌质淡红,苔白腻,脉沉细。辨证为外感风寒,内伏于肺,肺气不宣。治以祛风散寒,宣肺止咳。方用小青龙汤加味。

处方:炙麻黄10g,桂枝10g,姜半夏10g,干姜5g,白芍10g,五味子10g,生甘草5g,桃仁10g,杏仁10g,金沸草15g,紫苏子10g,枇杷叶10g,豨莶草15g。10剂,每日1剂,水煎服,分2次温服。

服10剂后,症状明显控制,继服14剂,随访半年未复发。

按 中医学认为肺为娇脏,居上焦,易受外邪侵犯,一旦行气未充,腠理柔弱,卫外不固,寒暖不能自调,季节变换之时,易为寒邪侵袭。所以无论寒邪从口鼻而入或从皮毛而受,肺必首当其冲,宣降失常,而致咳嗽。如《景岳全书》中所说:"外感之嗽,无论四时,必皆因于寒邪,盖寒随时气客入肺中,所以治嗽,但治以辛温,其邪自散。"干祖望教授曾在治疗喉源性咳嗽时强调,一定要将困遏肺经之邪宣泄出来方能治疗此病,故应用小青龙汤加减达到解表散寒、宣肺止咳的功效。小青龙汤中麻黄、桂枝解表散寒,宣肺止咳,芍药与甘草相伍,解痉缓急,杏仁止咳平喘,干姜、半夏、温化寒饮,五味子收敛,使散中有收,加桃仁、杏仁、枇杷叶以宣肺止咳,金沸草、紫苏子以降气止咳,豨莶草祛风止咳,诸药同用共奏宣肺止咳之功。因此,小青龙汤加减治疗喉源性咳嗽疗效显著,具有独特之处。

3. 分泌性中耳炎(耳胀)

分泌性中耳炎临床常表现为耳堵闷,听力下降,鼓室积液。该病易反复发作,多次抽液治疗常使患者产生畏惧心理,也被视为导致患儿传导性耳聋的常见原因,属于中医学"耳胀"的范畴。对临床具备相应症状者,行鼻内镜检查,若排除鼻咽占位病变而见鼻咽黏膜色淡、水肿明显,伴分泌物储留,咽鼓管口周围黏膜水肿。舌淡红,脉弦滑或缓者,可辨证为寒湿停聚、阻闭耳窍证,与小青龙汤方加石菖蒲、通草、赤芍以温通耳窍、宣散祛湿。

医案精选

◎案

吴某,女,54岁。有右耳"分泌性中耳炎"病史10余年,反复发作,流出淡黄色液体,听力减退,伴有耳鸣耳闷胀感,左耳尚可。检查:右耳外耳郭外耳道不肿,鼓膜大穿孔,有稀薄液体流出,左耳外耳道净,鼓膜未见明显异常。乳突CT示:右耳鼓膜穿孔,听小骨破坏,乳突气化不良,未见明显新生物。纤维鼻咽镜检查：未见明显新生物。舌质淡红，苔白腻，脉沉细。辨证为痰浊瘀阻，上犯耳窍。治以温化痰饮，利湿通窍。方用小青龙汤加味。

处方：炙麻黄10g，白芍10g，桂枝10g，细辛3g，干姜10g，五味子10g，半夏10g，生黄芪15g，木香10g，青皮10g，陈皮10g，大腹皮10g，乌药10g，苍术10g，泽泻10g，甘草4g。7剂，每日1剂，水煎服，分2次温服。

服7剂后，症状明显控制，继服14剂，随访半年未复发。

按 分泌性中耳炎是以中耳积液及听力下降为特征的中耳非化脓性炎症性疾病，又称为渗出性中耳炎，病程超过3个月，并且经多次鼓膜穿刺或鼓膜置管仍反复中耳积液且影响听力者为慢性分泌性中耳炎。《冯氏锦囊秘录》谓其"浊阴遮闭其窍，外声不得入内"，属于中医学"痰饮"范畴。本病临床治疗方法较多，但效果不甚理想。这类积液都是败津腐液，在治疗此病时选用小青龙汤，应遵"病痰饮者，当以温药和之"的指导思想，小青龙汤中的炙麻黄、桂枝、细辛、半夏、干姜都是辛温药，佐以酸苦的白芍、五味子，补脾润肺的甘草，故能温散肺寒而化痰饮。在临床上运用中常加用生黄芪以行气利水，加用木香、青皮、陈皮、大腹皮、乌药、苍术、泽泻以渗湿行气通窍。此方平和而不峻烈，宽以济猛，标本兼顾。

4.急性喉炎（急喉喑）

急喉喑是以急性声音嘶哑为临床主要表现特征的喉部疾病，相当于现代医学急性喉炎的范畴。临床暴饮寒凉或风寒外袭阻闭肺气，寒邪凝聚喉窍，致使发为急性失声，正如所谓"金实不鸣""窍闭而喑"。临床局部望诊咽部黏膜无充血，间接喉镜或纤维喉镜检查，见下咽及喉部黏膜均无充血，声带水肿明显或呈鱼腹状，舌苔脉象均无热征，中医辨证当属风寒闭肺，邪聚喉窍证，与小青龙汤方去干姜、白芍以防温里收敛，加杏仁、防风、石菖蒲宣肺散寒通窍开音。

医案精选

◎案

冷某，女，34岁，教师。2009年12月初诊。语声不扬逐渐加重1月余，曾自服喉症丸、胖大海无效。近因淋雨感冒，遂致语音不出。伴见恶寒发热，咳嗽痰白，胸闷不舒，头痛如裹，身重无汗。舌淡苔薄，脉浮。中医诊断为急喉喑。辨证为风寒束肺，寒湿阻滞气机。治以宣畅气机，升阳散寒。方用小青龙汤加减。

处方：麻黄10g，桂枝10g，升麻10g，前胡10g，桔梗10g，甘草10g，细辛8g，法半夏6g，五味子6g，干姜6g，白芍各6g。3剂，每日1剂，水煎服，分2次温服。

二诊：服药3剂后，汗出音扬。守上方去桂枝，以生姜10g易干姜，3剂而痊愈。

按 本例患者因外感风寒之邪，伤及肺系，肺气不宣，闭塞不通而出现咳嗽、声音嘶哑等症。小青龙汤可疏风散寒除浊，加用前胡、桔梗、升麻宣肺升阳利窍，使风寒浊得祛，肺气通畅，则失声自利、咳嗽自愈。

◎案

张某，男，34岁。2009年1月28日初诊。1日前受寒，遂出现恶寒发热，咳嗽音哑，咯稀白黏痰，继而完全失音，兼见胸闷而喘。舌淡，苔白滑，脉浮滑。西医诊断为急性喉炎。中医诊断为急喉喑。辨证为风寒闭肺，肺气痹阻。治以疏风散寒，宣肺开音。方用小青龙汤加减。

处方：麻黄10g，桂枝10g，细辛6g，法半夏10g，五味子10g，干姜6g，白芍10g，桔梗10g，前胡10g，枳壳10g，炙甘草6g。3剂，每日1剂，水煎服，分2次温服。

3剂后疾病告愈。

按 本案患者因受寒后出现恶寒发热，咳嗽咳痰，音哑等感冒症状，此为风寒之邪从皮毛及口鼻入肺，闭阻肺气，肺气不利，宣降失常；舌淡，苔白滑，脉浮滑，乃风寒外束、水饮内停之象。符合小青龙汤证，故临症以小青龙汤加减。方中麻黄、桂枝散寒解表，宣肺止咳；五味子、干姜、细辛、半夏，温肺化饮；前胡、桔梗利咽开音，配以枳壳降气，一升一降，恢复肺之宣发肃降功能，诸症可愈。

5.鼻后滴漏综合征（慢性咳嗽）

鼻后滴漏综合征是指因鼻腔、鼻窦的变态反应性或非变态反应性炎症分泌物向后流入鼻咽部，从而引起以慢性咳嗽、咽异物感、咽痒、发堵感，以及咽部黏痰附着感等一系列症状为主要特点的临床证候。典型临床表现有：阵发性或持续性咳嗽；多数患者伴有咽喉的感觉，并频繁清喉；有鼻痒、鼻塞、流鼻涕、打喷嚏等症状；有的患者还会声音嘶哑；有鼻炎、鼻窦炎、鼻息肉或慢性咽喉炎等病史。中医治疗该病有良好的疗效，中医辨证治疗该病，以疏散外邪、宣通鼻窍、温肺化饮为法，处方用药切合病机，可直达病所，促病向愈。小青龙汤是治疗寒饮犯肺的第一要方，故其所主的咳痰系寒饮射肺所致。往往咳而多痰，而且这种寒饮的痰具有以下特点：一是咯吐大量白色泡沫痰，落地成水；二是咯吐冷痰，自觉痰凉如粉，痰似蛋清样半透明，而且连续不断。且在治疗此病中体会可加用生黄芪，生黄芪可与麻黄一起疏调水道，另加用白芷、石榴皮可以酸收敛涕。

医案精选

◎案

孙某，男，32岁。时常鼻涕倒流入喉，质黏难以咯出，咽痒咳嗽少痰，清嗓频频，反复发作，加重1个月。检查：鼻黏膜轻度充血，双下鼻甲肿大，鼻中隔轻度偏曲。纤维鼻咽镜检查：鼻咽部未见明显异常；咽部略红，双侧扁桃体不大，咽后壁见少许淋巴滤泡增生。舌质淡红，苔白腻，脉沉紧略滑。中医诊断为慢性鼻炎，鼻后滴漏。辨证为外寒内饮，肺失宣肃。治以温肺化饮，宣通鼻窍，佐以敛涕。方用小青龙汤加味。

处方：炙麻黄10g，白芍10g，桂枝10g，细辛3g，干姜10g，五味子10g，半夏10g，生黄芪15g，辛夷10g，石榴皮10g，甘草4g。7剂，每日1剂，水煎服，分2次温服。

服7剂后，症大减，继服14剂，诸症痊愈。

按 患者以多涕、咽痒咳嗽为主症，多涕因体内有水饮停聚，水饮不归正化，而为涕；又鼻涕倒流入喉，咽喉受鼻涕刺激导致咽痒、咳嗽。故内有停饮为该病主要病因，治疗当以温肺化饮为第一要务。方用小青龙汤加减，麻黄、桂枝宣肺散寒，恢复肺之宣肃降；五味子、干姜、细辛，三药合用以温肺化饮，合"病痰饮者，当以温药和之"之意；加用辛夷以助麻黄、桂枝疏风散寒，兼以宣通鼻窍；最后加用石榴皮以收敛止涕。全方合用，以行温肺化饮、宣肺通窍之功。临床疗效颇佳。

◎案

陆某,男,21 岁。2012 年 9 月 1 日初诊。患者诉反复咳嗽 3 年余。每次因感冒引发咳嗽,咳嗽呈发作性或持续性,以白天为主,入睡后较少发生,痰量不多,质较稀,同时伴鼻后滴漏和咽后壁黏液附着感。到当地西医院行相关检查:胸部 CT 检查无明显异常;鼻窦 CT 检查发现鼻窦有病变;检查发现咽后壁有黏液附着、成鹅卵石样。西医诊断为鼻后滴漏综合征,行相关对症治疗,咳嗽可缓解,但每遇受寒则发。遂至中医院就诊,症见:咳嗽,咳嗽呈持续性,以白天为主,痰量不多,质较稀,同时伴鼻后滴漏和咽后壁黏液附着感。舌质偏红,舌苔稍腻偏黄,脉弦滑。西医诊断为鼻后滴漏综合征。中医诊断为咳嗽。辨证为外感风寒,痰湿内停。治以散寒祛湿。方用小青龙汤加味。

处方:法半夏 10g,炙麻黄 6g,桂枝 6g,细辛 3g,白芍 12g,五味子 10g,干姜 6g,天花粉 12g,生石膏 15g,牛蒡子 10g。7 剂,每日 1 剂,水煎服,分 2 次温服。

嘱患者避风寒,常用温水洗鼻。饮食清淡,忌肥甘厚腻。

二诊:服上药后,诉咳嗽较前明显好转,咳嗽次数减少,干咳为主。舌质淡红,苔稍腻,脉弦。上方去生石膏、牛蒡子,加白术 10g,茯苓 10g。7 剂而愈。

按 本案患者发病时间久,多为虚实夹杂,内有痰饮,外受风寒为主要病机。方以小青龙汤加味,以炙麻黄代麻黄,避免久病过于温散耗气伤阴,并能止咳平喘、辛温发汗,桂枝辛温解肌、通阳散寒,二者相合而开太阳;又令半夏与干姜、细辛相配,降逆止咳、温阳化饮;细辛佐麻黄,使风寒之邪从少阴出太阳,并能宣通鼻窍;再加五味子、甘草与白芍,养营阴,并可补肺,防耗散;同时,干姜、细辛、五味子三药之合,以温、散、收相互为用,使肺恢复宣肃之功,肺部气机通畅。因方中法半夏、细辛、干姜等药其性偏热,又因外邪久恋易化热伤阴,故常酌加天花粉、生石膏凉润之药以济之,以避免燥热伤阴,加牛蒡子以加强宣肺降逆止咳之功。全方配伍以疏风化饮,减少鼻腔分泌物对咽喉刺激,缓解咳嗽等症状,收效显著。

6. 春季卡他性结膜炎

春季卡他性结膜炎属于Ⅰ型变态反应性,以双眼奇痒难忍并伴异物感、烧灼感、轻度的畏光、眼红、流泪和黏丝状分泌物为主要临床特征。

该病属中医学"时复症"范畴,多指眼部刺痒难忍,白睛红赤灼热,按一定周期定律,及期而发,过期而愈,如花如潮,循环往复的外障眼病。本病多和生存环境恶化、气候变化、贪凉饮冷、劳作无度有关。本病病因多为素体不固,卫外失司,风寒之邪趁势而入所致。病位在肺在表,白睛属肺。风寒之邪,入里侵袭肺卫,上攻犯目,导致本病。治疗上无论何种证型,不论中药内服,还是中医外治,均要抓住祛风、止痒、散邪这一基本要点,再配以散寒、除湿、清热、辛温、养血等法,方可达到治疗该病的效果。

医案精选

◎案

陆某,男,19岁。患者因"右眼痛、右眼视力低下、两眼瘙痒,每至春季发病"就诊。患者体形偏瘦,面色苍白。眼科检查:双眼上眼睑多发巨大乳头、充血明显,球结膜充血、水肿。角膜可见浅层点状角膜炎及部分角膜溃疡形成。西医诊断为春季卡他性结膜炎。因眼痛、视力低下考虑有角膜损害,曾使用透明质酸钠滴眼液加曲尼司特滴眼液、0.1%氟米龙滴眼液等修复角膜,口服给予抗过敏药氯雷他定。但病情反复或加重,遂来就诊。测两眼压均为19～20mmHg,用0.1%氟米龙滴眼液,并内服小青龙汤。

处方:炙麻黄6g,桂枝6g,五味子10g,干姜6g,白芍10g,法半夏10g,炙甘草6g。每日1剂,水煎服,早、晚分2次温服。

服小青龙汤6个月后,自觉症状逐渐减轻,类固醇滴眼液用量减小,巨大乳头缩小,角膜所见亦改善。

〔按〕本病因患者外感风寒之邪,风寒之邪侵袭肺卫,因白睛按五轮学说为风轮,属肺。风为阳邪,善行数变,寒为阴邪,易于凝滞,风邪挟寒,侵袭肺卫,上攻犯目,发而为痒。根据中医异病同治原则,辨证后取小青龙汤辛散宣肺之功治疗该病。方中麻黄、桂枝相须为君药,解表散寒;佐以白芍,取其酸敛益阴、和营养血之力,防麻、桂并用发汗太过,耗伤津液;细辛、干姜为伍,辛温走窜止痒;半夏健脾燥湿;五味子酸温、养阴生津,并节制诸药温燥之性;炙甘草调和诸药,共奏疏风散寒止痒之功。

◎案

缪某,男,4 岁。1984 年 9 月 7 日初诊。患儿双眼发痒 2 个月,曾在本地医院检查并点用可的松眼水,内服维生素 AD 丸无效。患儿平素常发支气管哮喘,见其体质瘦弱,面色萎黄少华。检查:双眼球结膜呈暗黄色,略充血,眼内黏丝状分泌物多,结膜涂片染色检查可见较多的嗜酸性粒细胞。舌质胖嫩,色淡,苔白薄,脉滑。西医诊断为春季卡他性结膜炎。中医诊断为时复症。辨证为痰饮犯肺。方用小青龙汤加减。

处方:麻黄 4g,制半夏 6g,白芍 6g,桂枝 3g,细辛 1.5g,甘草 4g,五味子 4g,茯苓 8g。

先后服方 15 剂,双眼痒止,白睛不充血,但微呈暗黄色,停药。于 1985 年 5 月随访眼病未再发。

按 本病的发病部位主要局限于白睛的球结合膜和与之相移行的睑结合膜,因此,根据《黄帝内经》"五脏六腑之精气,皆上注于目而为之精……其窠气之精为白眼"的理论,当首先考虑主要为肺经的病变。怪症、怪病多因于痰,患儿眼睑结膜之大型乳头、角膜缘之胶状隆起物,均可认为是痰湿停聚,而患眼内黏丝状的分泌物更可认为是痰的变生物。举凡肝火犯肺、阴虚内热煎熬,或水饮不化津液,均可变生为痰浊,随经络而上走于目,而在肺经所主部位发为病变。故欲消除眼部黏丝状分泌物,增生之乳头和胶状物当选用小青龙汤温化寒痰、辛温宣肺;全方再加用一味茯苓,以健脾祛湿,配合半夏以燥湿化痰,痰湿去则诸症自愈。

第五节　皮肤病

1.慢性湿疹

湿疹是由于多种内外因素激发而引起的一种皮肤炎症反应。慢性湿疹多因急性、亚急性湿疹反复发作演变而成,表现为患处皮肤浸润增厚,变成暗红色及色素沉着。持久不愈时,皮损纹变粗大,表现干燥而易发生皲裂。自觉剧烈瘙痒、红斑、丘疹、丘疱疹或水疱密集成片,易渗出,边界不清,周围散在小丘疹、丘疱疹,常伴糜烂、结痂,如继发感染,可出现脓包或脓痂。

该病属于中医学"湿疮"范畴,多因外邪袭表,腠理素虚,加之经常涉水浸湿,湿性黏滞聚于肌腠,影响卫气宣发,营卫失和,血行不畅,外卫不固,易受风热之邪入侵,湿与风、热三邪互相搏结,充于肌腠,浸淫肌肤,发为湿疹。当辨证属外寒内饮之证时,可予小青龙汤加减治疗。

医案精选

◎案

王某,男,60岁。2010年10月28日初诊。诉其双小腿红丘疹、瘙痒反复发作3年余。3年前原因不明出现右小腿内侧一大约2cm×3cm的皮损,上有散在红丘疹、瘙痒。自用派瑞松药膏外涂,1周后瘙痒消失,皮损渐消。1个月后双小腿陆续出现红丘疹,以小腿内侧较多,有的散在,有的融合成片,瘙痒。当地医院诊断为慢性湿疹,经服抗组胺药和中药汤剂(具体药物不详),此后时轻时重。近2年入冬后皮损发生,翌年4月、5月皮损渐消。症见:双小腿散在暗红色丘疹,小如米粒,大如绿豆,部分融合成片,皮损肥厚粗糙,瘙痒夜甚,纳可,二便调。舌质淡,苔白腻,脉沉滑。中医诊断为慢性湿疹。辨证为寒湿痰饮,瘀血蕴结肌肤。六经辨证为太阳病挟痰饮,瘀血。治以辛温透邪,祛寒化饮,活瘀通络之法。方用小青龙汤加味。

处方:麻黄 12g,桂枝 12g,炙甘草 12g,干姜 12g,五味子 12g,半夏 12g,苦参 20g,当归 20g,赤芍 10g,乌梢蛇 10g,川牛膝 10g,细辛 6g。5 剂,每日 1 剂,水煎服,分 2 次温服。

外用硫黄软膏(自制,升华硫黄 30g,基质 70g),每日 2 次。成片皮损封包,每日换药 1 次。嘱忌食辛辣刺激食物。

二诊:11 月 2 日。药后瘙痒减轻,守法守方继用,5 剂,服法同前,外用药同前。

三诊:11 月 9 日。部分散在丘疹消退,瘙痒基本消失,夜间仍有轻微瘙痒,成片皮损变薄。舌质淡,苔白薄腻,脉沉滑。守上法去苦参、五味子,麻黄、桂枝减为 6g,加合欢皮、首乌藤各 20g。10 剂,外用药停用。

四诊:11 月 26 日。瘙痒消失,皮损消退而告愈,为巩固疗效。拟茯苓桂枝白术甘草汤加味。

处方:茯苓 20g,白术 20g,桂枝 6g,炙甘草 6g,当归 10g,乌梢蛇 10g。10 剂。

服上药以巩固疗效,1 年后随访未复发。

按 慢性湿疹证属寒湿之邪郁于肌肤,久则痰饮瘀血互结,故皮损粗糙肥厚,瘙痒。寒束饮停为病之本,而痰瘀互结,肌肤失养乃病之标,其病机与小青龙汤方证病机相同,故稍事加减而取效。方中小青龙汤辛温解表,祛寒蠲饮以治其本,加当归、川牛膝,以赤芍易白芍,取养血润肤,活血化瘀之功,川牛膝又引药直达病所;久病入络,湿盛则痒,故用苦参祛湿止痒,乌梢蛇入络搜剔,祛风止痒。诸药合用与慢性湿疹病机契合,故疗效可靠。《医宗金鉴》认为"湿热生虫",又外用硫黄膏杀虫止痒以助内服药之力,故 3 年顽疾月余痊愈。

◎案

某,男,11 个月。1995 年 1 月 27 日上午初诊。其父母诉:患儿生后 2 个月面部开始出现红色丘疹、水疱,流黄色渗出液,仅 20 日就波及前额、头皮、躯干、四肢等处,面积由小而大,逐渐加重。曾因肺炎住院达 8 次(每月 1 次),每于肺炎后湿疹变干,出院后不几日又恢复原状。今又因肺炎于 1 月 20 日晚住院,25 日病情加重,院方通知病危,清晨气促加重,目闭不睁,自动出院。检查:患儿全身为大面积湿疹,呈褐色厚痂,呼吸急促,鼻翼翕动,口唇轻度紫暗,口溢白色泡沫,面色灰暗,目闭不睁。脉浮紧,三关淡紫黑已至命关,舌淡暗,苔白腻。唯少能进水,喉鸣漉漉。西医诊断为湿疹。中医诊断为湿疮。辨证为寒饮内停,外受风寒。治以内化痰饮,外除表邪。方用小青龙汤加减。

处方:麻黄 3g,炒杏仁 6g,厚朴 6g,制半夏 3g,白芍 6g,细辛 1.5g,陈皮 6g,茯苓 6g,五味子 3g,甘草 3g,生姜 1 片。水煎温服。

嘱其频频饮之。

二诊:第 2 日 11 时,其父来告,患儿夜半汗出,目睁开,气喘亦减,气息平稳,咳嗽亦减,能进乳汁少量。指纹淡红,退至气关,紫暗大减。效不更方,继服上方 2 剂。

三诊:5 日后咳嗽基本痊愈,饮食转佳,湿疹有脱落之兆,唯喉间痰鸣声转为重。恐热化过急,将方中麻黄改为炙麻黄 3g,去厚朴,加川贝母 6g,天竺黄 3g,再服 4 剂,喉间痰鸣消失,湿疹脱落有半。后改用桂枝汤合五苓散加减。

处方:桂枝 3g,芍药 3g,白术 6g,茯苓 6g,泽泻 6g,猪苓 6g,桑白皮 6g,车前子 3g,草薢 6g,甘草 3g,生姜 1 片,大枣 3 枚。

1 剂后平稳,嘱其继服,无不良反应,再服 6 剂,湿疹痊愈,咳喘未发,一切正常。3 个月后小儿康复,皮肤转常。

按 婴儿湿疹,中医学称"胎癞疮""奶癣""胎癣"等,多由感受胎毒及外感风湿,蕴结肌肤所致。《证治准绳》云"胎毒疮疥,因察胎热,或娠母饮食之毒七情之火",癣病由风邪侵入皮间,变成瘾疹。本案患儿乃因寒饮内停,外受寒邪从而致病。但因小儿形气未充,脏腑娇嫩,不耐其邪,导致正不胜邪,邪气壅塞,脏气衰败。观其病证,其证虽虚,但邪实仍为主要矛盾,遵张子和"病由邪生,邪去则正安"的教诲,治疗则仍以祛邪为主。因患儿乃因"寒饮内停,外受寒邪"所致其病,而寒与湿同类,皆水湿之为。小青龙汤是治内饮外寒之良剂,一可解表,二可化饮,内饮化,邪出表,水湿皆从汗解,故投以小青龙汤加减以解表散寒、温肺化饮。二诊时因久用温化之剂,极易化热。故在痰鸣声浊后佐以清化之品,以防饮痰成痰,改生麻黄为炙麻黄以减其发表之力,后投以调和营卫之桂枝汤,利水之五苓散,使邪从小便而出,营卫得和而愈。总观此病治疗经过,开始虽有正虚之兆,但仍以邪实为主要矛盾,因其病因为水湿之邪,故用利汗之剂见效。

2. 荨麻疹

荨麻疹是一种常见的皮肤病,是由于各种因素致使皮肤黏膜血管发生暂时性炎性充血与大量液体渗出而造成局部水肿性的损害,局部或全身性皮肤上突然成片出现红色肿块,发病迅速,消退亦可迅速,有剧痒。

该病在中医学中统称为"风瘾疹",起病多由感受风寒之邪,因风寒外束,气血郁结于皮肤肌表,故而出现风疹。小青龙汤可外散风寒,内化水饮,切合本病病机,临床可辨证使用。

医案精选

◎案

黄某,男,48 岁。素体虚弱,半年前患风疹,风团疹块遍体,瘙痒无比,反复发作,屡治不效,近 1 周遇风寒加重。症见:风团疹块遍布全身,四肢及胸背为甚,疹块大如鸡卵,色淡红,瘙痒无比,伴咳嗽气喘,痰多稀白,面色苍白,畏寒肢冷。舌质淡,苔白腻,脉弦细。西医诊断为荨麻疹。中医诊断为风疹。辨证为风寒束表,营卫不和,寒饮伏肺。治以调和营卫,温肺化饮,祛风止痒。方予小青龙汤加味。

处方:麻黄 15g,桂枝 15g,白芍 15g,炙甘草 15g,干姜 15g,细辛 15g,制半夏 30g,五味子 15g,防风 15g,白鲜皮 30g,苍术 15g。7 剂,每日 1 剂,水煎服。

二诊:风疹续渐消退,痒感减轻,咳喘减少,予上方加乌梢蛇 15g,蝉蜕 15g,僵蚕 15g 以加强祛风活络止痒之功,续服 14 剂而愈。随诊 1 年患者风疹再无复发。

按 该案患者因素体虚弱,哮喘病经久不愈,风寒湿邪留伏,寒饮伏肺,今遇风寒致营卫不和,诱发风疹。风寒束表,气血郁结于皮肤肌表,则见风疹;饮邪上逆犯肺,故咳嗽气喘;津液遇寒聚为痰涎,故痰多稀白;寒饮内伏,损伤阳气,阳虚则见面色苍白,畏寒肢冷;舌质淡、苔白腻、脉弦细均为阳虚寒饮内聚之象。故用小青龙汤加味以调和营卫,温肺化饮,祛风止痒治之。方中麻黄、桂枝配防风、白鲜皮温经散寒,祛风止痒;干姜、细辛、苍术温化寒饮;制半夏燥湿化饮;五味子酸温,敛肺滋肾;炙甘草、白芍缓急止痛,调和营卫,缓和诸药;乌梢蛇、蝉蜕、僵蚕祛风活络止痒。全方紧扣病机,切中病情,施药精确,既外祛风散寒,又内温肺化饮,内外兼治,药证相符,故风疹顽疾可愈矣。

◎案

马某,女,36 岁。2009 年 2 月 19 日初诊。患者反复皮肤瘙痒,斑块状隆起时隐时现 1 年余。以两上肢,胸背部皮肤为甚,受压或搔抓后亦出现条索状隆起。症见:皮肤散在斑块样隆起,色白无水疱,无结痂、鳞屑,皮肤划痕症(+),肢体酸楚,口淡不渴。舌苔白腻,脉浮缓。中医诊断为风瘾疹。辨证为风寒郁滞肌腠。方用小青龙汤加减。

处方:麻黄9g,桂枝 12g,炒白芍 10g,清半夏 9g,细辛6g,干姜9g,白蒺藜15g,蝉蜕6g,苍术 9g,茯苓 8g,甘草 3g。

服药 3 剂明显好转,续服 6 剂痊愈。

按 本案患者因风寒郁滞,兼有水液凝涩在皮肤腠理之间不得宣散,故有反复皮肤瘙痒,条索及斑块样之隆起时隐时现,及肢体酸楚,口淡不渴,舌苔白腻,脉浮等症。"有诸内必形诸外",本案例为皮肤病之表现,但与小青龙汤病机一致。因五味子酸收之性,故于方中去五味子,加苍术、茯苓、蝉蜕以宣散水湿兼祛风止痒,全方合用,疗效显著,使反复 1 年多的疾病得以痊愈。

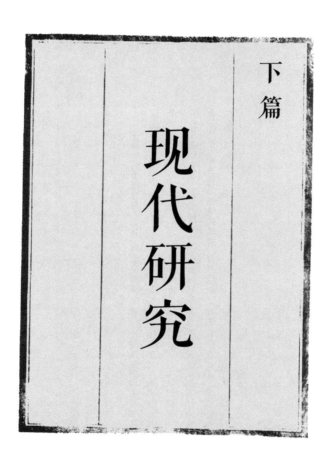

下篇

现代研究

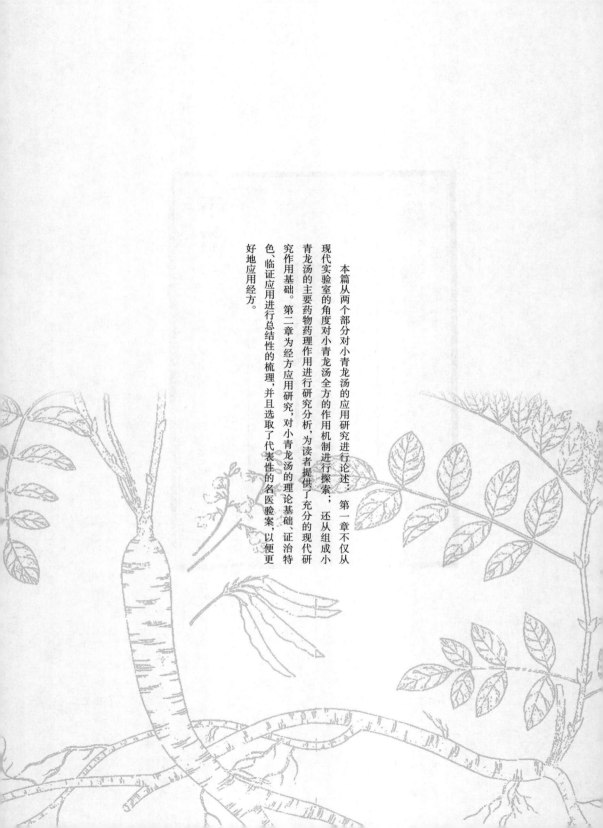

本篇从两个部分对小青龙汤的应用研究进行论述：第一章不仅从现代实验室的角度对小青龙汤全方的作用机制进行探索；还从组成小青龙汤的主要药物药理作用进行研究分析，为读者提供了充分的现代研究作用基础。第二章为经方应用研究，对小青龙汤的理论基础、证治特色、临证应用进行总结性的梳理，并且选取了代表性的名医验案，以便更好地应用经方。

第一章　现代实验室研究概述

第一节　小青龙汤全方研究

一、止咳作用

小青龙汤具有明显的止咳作用。廖永清等采用二氧化硫刺激法和浓氨水喷雾法,给小鼠按剂量灌胃给药,观察小青龙汤分煎、合煎对小鼠的止咳作用,发现小青龙汤分煎与合煎均有明显的止咳作用;礒浜洋一郎认为小青龙汤合麻杏石甘汤的镇咳机制与抑制呼吸道传入性神经感受器有关,并有广泛镇咳作用。此外,还有促进黏液纤毛输送、抗炎以及松弛气管平滑肌的功能。故他认为该合剂为综合性呼吸道消除改善药。

二、平喘作用

小青龙汤具有显著的平喘作用。廖永清等用喷雾致喘法给豚鼠按一定剂量灌胃给药,发现小青龙汤分煎与合煎均有明显的平喘作用;黄坚等人以小青龙汤煎剂为供试药物,观察含药血清对离体豚鼠气管平滑肌的松弛作用,证实其具有显著抗组胺引起的离体豚鼠气管平滑肌收缩作用,且呈良好的量效关系,与直接用煎剂进行的离体药理实验具有相似的药理效应。同时,提出一种简便易行的血清预处理方法以消除血清蛋白对实验的干扰。

三、抗炎作用

小青龙汤具有抗炎作用。廖永清等采取乙酸所致小鼠毛细血管通透性增高的方法,观察小青龙汤分煎、合煎在等剂量下对小鼠的抗炎作用。发现小青龙汤分煎与合煎均有明显的抗炎作用,两组差异均无显著性($P >$ 0.05);张伟等通过复制慢性阻塞性肺病(COPD)大鼠模型观察,显示小青龙汤有纠正氧化、抗氧化失衡,减轻炎症反应的作用;用小青龙汤不同组合的煎液及醇提取液与对照药(盐酸麻黄碱、盐酸肾上腺素注射液)进行对比研究。结果表明本方及其主要组成药的水煎液和醇提液,对豚鼠离体气管平滑肌均有不同程度的松弛作用,并有抗组胺、抗乙酰胆碱和抗氯化钡作用。

四、解热作用

小青龙汤及其加减方实验表明具有解热作用。黄志力等采用家兔内毒素发热法、家兔化学刺激发热法、大鼠大肠杆菌内毒素发热法,观察小青龙汤口服液及加入地龙和石膏后的解热作用。发现小青龙汤口服液(4g/ml)为家兔(7g/kg)、大鼠(14g/kg)灌胃给药后,均有解热作用,地龙及石膏的加入增强了小青龙汤的解热功能。小青龙汤中含有细辛、半夏。细辛有解热、抗炎作用,能增加肺灌流量。半夏有镇咳、止吐、抑制腺体分泌的作用。苗爱蓉等的小青龙糖浆药理作用实验研究显示小青龙糖浆两个剂量组体温升高均明显低于对照组($P < 0.05$),作用维持5小时以上。结果证实小青龙汤制成的糖浆具有解热作用。

五、抑菌作用

小青龙汤对多种病菌有抑制作用。高灵玲等采用营养肉汤培养基2倍稀释试管法实验表明,小青龙汤水煎剂与颗粒冲调剂均对金黄色葡萄球菌、表皮葡萄球菌、绿脓杆菌、大肠杆菌、普通变形杆菌、福氏志贺菌、微球菌、黏质沙雷菌有不同程度的抑菌作用,其水煎剂抑菌作用略强于冲调剂。

六、抗过敏作用

小青龙汤具有明显的抗过敏作用。卢长庆等报道,用小青龙汤水提取液 1~3g/kg 灌胃给药,对小鼠迟发性过敏反应所引起的皮肤肿胀有明显的抑制作用;邢彦霞等通过小青龙汤对过敏性疾病的有用性的研究表明小青龙汤通过活化、增加辅助型 T 淋巴细胞(CD4)、抑制型 T 淋巴细胞(CD8)细胞数实现免疫调节作用,但对已有过敏反应的小青龙汤则无此作用,表明在致敏前给予小青龙汤有免疫调节作用,致敏后给药可减轻支气管炎症。

七、调节免疫作用

小青龙汤对免疫系统有一定调节作用。俞仲毅等采用小青龙汤增强小鼠腹腔巨噬细胞吞噬功能进行整体给药和含药血清实验的比较方法,观察两者的调节免疫功能。结果发现,含药血清和整体给药对小鼠腹腔巨噬细胞均有明显的增强吞噬百分率作用($P<0.01$),并且具有药物的反应比较敏感的优点,含药血清大剂量组和中剂量组的吞噬指数增加非常显著($P<0.01$),由体内外实验结果证实,小青龙汤对处于免疫系统中心地位的单核–巨噬细胞有增强其吞噬功能,因而对其免疫系统起到了作用;倪力强等观察小青龙汤对哮喘大鼠 Th1/Th2 型细胞因子水平的影响,实验结果表明小青龙汤能降低哮喘大鼠血浆中 IL–4 水平及 IL–4/IFN–γ 值,提示小青龙汤具有抑制 Th2 细胞亚群优势反应和调节免疫平衡的作用,从而减轻气道炎症,降低气管高反应性,减轻哮喘的症状或减缓哮喘的发作,达到防治哮喘的目的。

八、对 GcR、βAR、cAMP 水平的作用

用放射性配基竞争结合法测定连续激发哮喘和小青龙汤治疗后,各时点大鼠肺组织糖皮质激素受体(GcR)和 β 受体(βAR)含量。结果表明:激发第 1 天肺组织胞质 GcR 结合位点数显著升高。3 天后迅速下降至正常水

平。肺组织胞膜 βAR 结合点数于激发后迅速逐日下降,第 3、7 天明显低于正常对照组,而第 7 天又明显低于第 3 天。小青龙汤治疗后,肺组织 GcR、βAR 与哮喘第 7 天组相比均显著提高。提示小青龙汤具有上调哮喘大鼠肺组织 GcR 和 βAR 的水平。用放射配基竞争结合法和放射免疫法测定连续激发哮喘大鼠第 1、3、7 天肺组织环磷酰苷(cAMP)水平。结果显示:哮喘大鼠肺组织 cAMP 含量于激发后逐日下降,激发第 7 天时降至最低点,与正常组对照,差异极显著($P < 0.01$),小青龙汤治疗后 cAMP 含量显著上升。提示小青龙汤具有上调哮喘大鼠肺组织 cAMP 水平的作用。

九、小青龙汤对哮喘大鼠气道阻力、肺动态顺应性和血嗜酸细胞数的影响

用卵蛋白(OA)致敏造成大鼠哮喘模型,观察哮喘大鼠气道阻力(R),肺动态顺应性(C)和血嗜酸细胞(EC)数的变化以及中药小青龙汤对其影响。结果显示:激发哮喘后第 4 天哮喘大鼠 R 显著增大,C 明显降低,血 EC 数量显著增多与正常对照组相比 $P < 0.01$。小青龙汤治疗后,大鼠 R 显著减少,C 显著增大,血 EC 数量显著减少,与模型组比较 $P < 0.01$,其中 R 和 C 均达到正常水平($P < 0.05$)。提示小青龙汤对外周小气管的病理改变有显著的改善作用。

十、对 IgE 的影响

有人认为小青龙汤对 IgE 处于正常水平范围的小儿支气管哮喘疗效最佳。胡国让等人在把 IgE 作为指标引入研究预防哮喘发作时发现,小青龙汤在发病季节(10 月)中的 IgE 水平与防治前(7 月)IgE 水平有显著升高($P < 0.05$),即小青龙汤未能抑制血清 IgE 季节性升高,故小青龙汤不能作为哮喘发作的预防药。

十一、对血液流变的影响

王筠默等人用小青龙汤及其拆方对离体兔耳血管影响中,证实由小青

龙汤全方组成的 1 号方,由桂枝、五味子、细辛组成的 2 号方,由桂枝、五味子、细辛、麻黄、半夏组成的 4 号方能明显增加离体兔耳灌流液的流出量($P < 0.05 \sim 0.01$),并能持续 $5 \sim 10min$。余南生等人用小青龙汤治疗慢性支气管炎 60 例,治疗前后检测七项血液流变血指标。经统计学处理,全血黏度、血浆黏度、纤维蛋白原、血流 K 值显著改善($P < 0.05$),表明小青龙汤能降低血液黏稠度、改善血液流变性是治疗慢性支气管炎的有效药物之一。

十二、抗癌作用

小青龙汤有一定的抗癌作用。高崎研究发现,小青龙汤能明显抑制小鼠皮肤及肺二阶段致癌,认为其抗促癌作用部分为细辛中所含木脂体的作用;木兰等报道,小青龙汤在 $4 \sim 10mg/ml$ 时,对 KU812F 的细胞增殖有抑制作用,认为该方可通过抑制嗜碱细胞或肥大细胞的增殖和分化而对变应性疾患发挥作用;松田正道研究证实,小青龙汤对部分脏器癌有抑制促癌剂的作用,尤其对肺二阶段致癌抑制试验引发的肺癌有显著的抑制致癌效果。

十三、其他作用

小青龙汤生药 $0.8g/100g$ 给大鼠腹腔注射,对大鼠皮肤温度有降低作用,且表现出安静状态;对血小板集聚和血栓素 A_2 的生成有抑制作用;该方中锌含有量较高,对调节肌表各种功能与代谢有一定的作用;在大鼠体内小青龙汤可能抑制茶碱的代谢过程。郑军等人在研究小青龙汤等 10 首解表古方对小鼠红细胞糖酵解的影响试验中,证实小青龙汤有促进糖酵解作用($P < 0.05$),但本研究未能说明辛温解表与辛凉解表对糖酵解影响的规律。小青龙汤具有改善 FEV1 和峰速值(PEF)的作用。近年研究表明呼吸阻抗是判断支气管哮喘患者气管阻塞的敏感指标,广泛气管狭窄是产生哮喘临床症状最重要的基础,广泛气管狭窄可表现为气管阻力上升,肺顺应性下降。临床观察表明小青龙汤具有改善肺功能的作用,以 FEV1 和 PEF 的改善最明显。高雪等通过小青龙汤改善冷哮型支气管哮喘气管重塑的临床研究表明小青龙汤在降低患者肺功能 FEV1 和 PEF 方面要优于对照组,小青龙汤

可明显改善支气管哮喘患者的临床症状,能减轻气管高反应状态,改善肺功能。

第二节 主要组成药物的药理研究

一、麻黄

麻黄,首见于《神农本草经》,列为中品。为麻黄科植物草麻黄、中麻黄或木贼麻黄的干燥草质茎。性温,味辛,微苦。入肺、膀胱经。具有发汗解表、宣肺平喘、利水消肿等功效。

《神农本草经》载麻黄:主中风,伤寒头痛,温疟,发表出汗,去邪热气,止咳逆上气,除寒热,破癥坚积聚。《名医别录》谓其:通腠理,疏伤寒头痛,解肌,泄邪恶气,消赤黑斑毒。《本经疏证》认为麻黄在里则使精血津液流通,在表则使骨节、肌肉、毛窍不闭,在上则咳逆,头痛皆除,在下则癥坚积聚悉破也。《药征》称其主治喘咳、水气也。旁治恶风、恶寒、无汗、身疼、骨节疼、一身黄肿。《本草纲目》指出麻黄能散目赤肿痛,水肿,风肿,产后血滞。

现代药理研究证明麻黄主要含有生物碱,成分随种而异。草麻黄茎中生物碱含量约为1.3%,其中1-麻黄碱占60%以上,其次为d-伪麻黄碱及微量的1-N-伪麻黄碱、麻黄次碱等。挥发油含量为0.25%,主要有2,3,5,6-四甲基吡嗪、1-2-萜品烯醇、萜品烯醇-4、月桂烯、二氢葛缕醇等。其中四甲基吡嗪和萜品烯醇的含量为2.26%和1.92%。黄酮类主要含芹菜素、小麦黄素、山柰酚等。有机酸类含有对羟基苯甲酸、香草酸、肉桂酸、对香豆素、原儿茶酸;麻黄还含有麻黄多糖 A、麻黄多糖 B、麻黄多糖 C、麻黄多糖 D、麻黄多糖 E,儿茶酚鞣质,无机元素 Se 及 Mo 等。中麻黄生物碱含量约为1.1%,其中1-麻黄碱占30%~40%,麻黄碱占原生药0.31%。木贼麻黄生物碱含量约为1.7%,其中1-麻黄碱占85%~90%,另含有有机酸、鞣质、黄酮苷、糊精、淀粉、果胶、纤维素、葡萄糖及少量挥发油等分析麻黄挥发油的化学成分,并测定各成分的百分含量,结果共鉴定 127 个化学成分,1 - α 松油醇、1,4 - 桉叶素、十六烷醇,分别是草麻黄、中麻黄、木贼麻黄挥发油中的主要成分超临界 CO_2 萃取技术从麻黄中提取挥发油,并用 Gc - Ms 技术分离鉴定其化学组成,从中鉴定出 47 个成分。

麻黄药理作用研究如下:

1. 对中枢神经系统的作用

麻黄碱的中枢神经兴奋作用远比肾上腺素强。能兴奋大脑皮层及皮层下中枢,使精神振奋;可缩短巴比妥类催眠时间,亦能兴奋中脑、延髓呼吸中枢和血管运动中枢。

2. 对心血管系统的作用

①对心脏的作用:麻黄碱对心脏有兴奋作用。麻黄碱使心肌收缩力增强,心输出量增加。②对血管的作用:麻黄碱使冠状动脉、脑、肌肉血管扩张,流量增加;使肾、脾等内脏和皮肤、黏膜血管收缩,血流量降低。③对血压的影响:麻黄碱常引起收缩压和舒张压上升,脉压增大。其升压作用缓慢而持久。

3. 对平滑肌的影响

①对支气管平滑肌的影响:麻黄碱对支气管平滑肌的松弛作用较肾上腺素弱而持久。②对膀胱三角肌和括约肌的影响:麻黄碱能使膀胱三角肌和括约肌的张力增加。可使排尿次数减少,足够量产生尿潴留,用于儿童遗尿症有效。③对代谢的影响:麻黄碱有增加代谢的作用。

4. 解热、抗病毒作用

麻黄碱对人能诱发出汗。

5. 其他作用

麻黄碱对骨骼肌有抗疲劳作用,能促进箭毒所抑制的神经肌肉间的传导,可用于重症肌无力的治疗。麻黄碱还有升高血糖、收缩脾脏、增加红细胞等作用,麻黄碱对胃肠道分泌通常表现抑制,还可使疲劳的骨骼肌紧张度显著且持久地升高。为拟肾上腺素药,兼具 α 与 β 受体兴奋作用,作用类似肾上腺素,但较温和。有松弛支气管平滑肌、收缩血管、兴奋中枢等作用。本品的升压作用较弱,但较持久,使血管收缩,但无后扩张作用。临床用其盐酸盐治疗支气管哮喘和各种原因引起的低血压,尤其蛛网膜下麻醉及硬脊膜外麻醉引起的低血压。亦用于滴鼻消除黏膜充血。

二、桂枝

桂枝在本草学上,最早见于《唐本草》。我国最早药学专著《神农本草经》中只有"牡桂"和"菌桂",无桂枝记载。经后人考证桂枝与菌桂即桂枝与肉桂。以樟科植物肉桂的干燥嫩枝入药,性温,味辛、甘。具有发汗解肌、温经通阳等功效。

《医学启源》称桂枝"去伤风头痛,开腠理,解表,去风湿"。《本草经疏》言桂枝"实表祛邪,主利肝肺气,头痛,风痹骨节挛痛"。《本草备要》云其"温经通脉,发汗解肌"。《药征》说桂枝"主治冲逆也,旁治奔豚,头痛,发热,恶风,汗出,身痛"。

现代研究表明桂枝中含有以桂皮醛为主的挥发性成分,尚含有有机酸类、鞣质类、糖类、甾体类、香豆素类等成分。目前国内外对桂枝的化学成分研究主要集中于挥发油类和有机酸类。桂枝挥发性化学成分主要有桂皮醛、桂皮醇、甲氧基桂皮醛、苯甲醛、3 - 羟基苯甲醛、2 - 丙烯 - 1 - 醇 - 3 - 苯基乙酸酯、茨烯、桉叶素 - 对伞花烃、萜烯 - 4 - 醇、α - 胡椒烯、β - 榄香烯、白菖蒲烯等。桂枝中有机酸类成分以桂皮酸为主,尚含有少量 2 - 甲氧基肉桂酸、反式 - 邻羟基桂皮酸、对羟基苯甲酸、2 - 甲氧基苯甲酸、原儿茶酸。杨琳等利用硅胶柱色谱、Sephadex LH - 20 柱色谱及 PE - HPLC 等方法对从桂枝中分离获得 7 个有机酸类化合物,分别鉴定为反式桂皮酸、原儿茶酸、反式 - 邻羟基桂皮酸、苯甲酸、反式 - 邻甲氧基桂皮酸、顺式 - 邻甲氧基桂皮酸、对羟基苯甲酸。

桂枝药理作用研究如下:

1. 抗菌作用

桂枝醇提物在体外能抑制大肠杆菌、枯草杆菌及金黄色葡萄球菌,有效浓度为 25mg/ml 或以下;对白色葡萄球菌、志贺痢疾杆菌、伤寒杆菌和副伤寒甲杆菌、肺炎球菌、产气杆菌、变形杆菌、炭疽杆菌、肠炎沙门菌、霍乱弧菌等亦有抑制作用(平板挖洞法)。

2. 抗病毒作用

用人胚肾原代单层上皮细胞组织培养,桂枝煎剂(1:20)对流感亚洲甲型京科 681 株和孤儿病毒(ECHO11)有抑制作用。在鸡胚上,对流感病毒有抑制作用,以 70% 醇浸剂作用较好。

3. 利尿作用

用含桂枝的五苓散 0.25g/kg 给麻醉犬静脉注射,可使犬尿量明显增加,单用桂枝静脉注射(0.029g/kg)利尿作用比其他四药单用显著,故认为桂枝是五苓散中主要利尿成分之一,其作用方式可能似汞撒利。

4. 扩张血管、促进发汗作用

桂枝内的桂皮油可扩张血管,调节血液循环,使血液流向体表,加强麻黄发汗作用。

5. 解热、镇痛作用

桂枝内的桂皮醛、桂皮酸钠。可使皮肤血管扩张、散热增加、促进发汗、提高痛阈值。

6. 镇静、抗惊厥作用

桂枝内含桂皮醛。小鼠给予桂皮醛后,小鼠自主活动减少,增加巴比妥类药作用,对抗苯丙胺作用,抗士的宁作用;减少烟碱致惊厥,抑制听源性惊厥。

7. 抗炎、抗过敏作用

桂枝内的挥发油。可抑制 IgE 所致肥大细胞颗粒反应,降低补体活性,抗过敏作用。

三、白芍

白芍为毛茛科植物芍药的根。味苦、酸,性微寒,入肝、脾两经。功能养血柔肝,缓中止痛,敛阴收汗。

《药征》称其"主治结实而拘挛也,旁治腹痛,头痛,身体不仁,疼痛腹满,咳逆,下利,肿胀"。《医宗金鉴》云"芍药酸寒,酸能敛汗"。《伤寒药性赋》曰"芍药敛血,性味酸寒,白补赤散,腰痛可安"。《汤液本草》曰"腹中虚痛,脾经也,非芍药不能除"。

现代药理研究发现白芍的主要药物成分有:芍药苷是发现最早的一种蒎烷单萜苷,后来又发现了氧化芍药苷、苯甲酰芍药苷和白芍苷。随后,又分离得到了氧化苯甲酰芍药苷、苯甲酰氧化芍药苷、芍药配质酮、单宁酸、paeonilactone A、paeonilactone B 和 paeonilactone C、芍新苷等。

白芍药理作用研究如下:

1. 镇痛、镇静、抗惊厥作用

白芍总苷具有显著的镇痛作用,并能增强吗啡、可乐定的镇痛效果。动物脑室注射少量的白芍总苷,可以出现明显的睡眠状。张艳等采用大电休克发作法、士的宁惊厥法和戊血氮小阈发作法,观察白芍总苷对动物惊厥的影响。实验结果表明,白芍总苷呈剂量依赖性对抗小鼠的大电休克发作,白芍总苷能对抗士的宁引起的小鼠和大鼠的惊厥。镇痛、镇静、抗惊厥作用是白芍柔肝止痛、平抑肝阳的基础药理之一。

2. 抗炎作用

白芍总苷喷粉 50~150mg/kg 每日 1 次静脉滴注可明显抑制角叉菜胶引起的大鼠足肿胀和棉球肉芽肿的形成,并对佐剂关节炎有明显的预防和治疗作用;100~300mg/ kg 每日 1 次静脉滴注法可以显著抑制小鼠耳二甲苯所致的炎症,揭示该药对急性、慢性和免疫性炎症均有抑制作用。

3. 对免疫系统的作用

白芍总苷可增加小鼠腹腔巨噬细胞的吞噬功能(吞噬百分率和吞噬指数),可以使免疫受抑制小鼠外周血 ANAE 阳性淋巴细胞百分比增加,并可使其恢复到正常水平。白芍总苷在体内和体外不仅可促进特异性 T 调节细胞的诱导,也可增加非特异性 T 调节细胞的诱导。白芍总苷诱导不同的 T 调节细胞有明显的功能和浓度依赖性特征,这可能是白芍发挥免疫调节作用的基础。

4. 保肝作用

白芍是肝炎及肝硬化中医治疗的重要组方药物之一,近年来对其保肝作用的研究逐渐增多,应用四氯化碳诱导的小鼠实验性肝炎动物模型,观察白芍总苷对实验性肝炎的保护作用。结果发现白芍总苷(20mg/kg)连续7天,腹腔注射的预防给药可显著改善小鼠肝损伤后的血清丙氨酸转氨酶升高,血清蛋白下降及肝糖原含量降低,并使形态学上的肝细胞变性和坏死得到明显的改善和恢复。同时超微结构上肝细胞内线粒体的肿胀、内浆网的空泡变性、溶酶体的脱落也得到明显改善。

5. 改善血液流变学作用

白芍总苷具有降低红细胞压积,全血高切黏度和低切黏度,抑制血小板聚集的作用。说明白芍总苷通过提高红细胞的变形能力和降低红细胞聚集性而降低血液全血黏度,从而改善血液流变性。

6. 其他作用

白芍总苷明显扩张冠状血管和外周血管,降低血压;预防因紧张刺激诱发的动物消化道溃疡;抗过敏,降低尿素氮,降低自由基及耐缺氧作用。

四、干姜

干姜首载于《神农本草经》。为姜科多年生草本植物姜的干燥根茎。性热味辛,归脾、胃、心、肾经,具有温中回阳、温肺化饮的功效。

《神农本草经》称干姜"主胸满咳逆上气,温中,止血,出汗,逐风湿痹,肠澼下利,生者尤良,久服去臭气,通神明"。《本经疏证》认为干姜"具火性于土中,宣土用于金内,姜之能事尽矣"。《药征》谓"主治结滞水毒也,旁治呕吐,嗽,下利,厥冷,烦躁,腹痛,胸痛,腰痛"。

现代研究证明姜的化学成分复杂,已发现的有100多种,可归属为挥发油、姜辣素、二苯基庚烷三大类。

干姜药理作用研究如下:

1. 抗氧化作用

姜中起抗氧化作用的成分主要为姜酚、姜酮、姜脑等化合物。Masuda 等将分离得到的化合物进行了清除 DPPH 自由基实验和 AAPH 诱导的微粒体抗氧化实验,结果表明,姜辣素类化合物和二苯基庚烷类化合物都有抗氧化活性,此类化合物的脂肪链可以阻断并清除自由基,特别对 AAPH 诱导的微粒体抗氧化活性作用明显。王丽霞等用超临界 CO_2 流体萃取的方法从生姜中提取姜辣素,通过 3 种不同的自由基体系研究了姜辣素的抗氧化活性,结果表明,姜辣素对超氧阴离子自由基($O2-$)、羟自由基($\cdot OH$)、DPPH 自由基都有清除能力,并且随着浓度升高清除能力也增强。

2. 抗炎、解热作用

王梦等人实验发现干姜乙醇提取物能抑制二甲苯引起的小鼠耳壳肿胀,说明干姜醇提取物有一定的抗炎作用。余悦等人分别用内毒素、干酵母、2,4 - 二硝基酚制造 3 种大鼠发热模型,用 CO_2 超临界提取干姜总油灌服给药,结果显示干姜油对这 3 种发热模型均有抑制作用,0.5g/kg、1.0g/kg 抑制实验性发热的体温升高,15 ~ 30min 后即能使实验动物发热体温下降,解热作用能持续 4 小时以上。由此可以认为,干姜有明确的解热作用,其脂溶性成分,包括挥发油与姜辣素类是干姜解热作用的主要有效部位。

3. 对心血管系统的作用

实验及临床研究表明,姜辣素有很好的改善心脑血管系统的功能,其中起主要作用的是姜酚。沈云辉等分别用氯仿、乌头碱、哇巴因(毒毛花苷)药物制备 3 种心律失常模型,观察干姜乙酸乙酯提取物对心律失常的拮抗作用,结果显示干姜乙酸乙酯提取物可降低室颤发生率,提高引起室性期前收缩、心搏停止的药物用量,而 3 种心律失常模型的机制各不相同,但干姜的乙酸乙酯提取物可显著抑制这 3 种不同类型的心律失常,说明其抗心律失常的作用可靠。周静等人采用气管夹闭窒息法制作大鼠心脏骤停 - 心肺复苏后造成心衰模型,考察干姜水煎液对该模型大鼠血管紧张素(Ang Ⅱ)、血清肿瘤坏死因子 α(TNF - α)、丙二醛(MDA)及一氧化氮(NO)的影响,得出干姜水煎液对急性心肌缺血大鼠 Ang Ⅱ,TNF - α,MDA,NO 均有一定调控作用。

表示干姜可以改善心功能,缓解急性心肌缺血缺氧状态,发挥"回阳通脉"功效。

4. 对消化系统的作用

蒋贞等研究显示,干姜醇提物对水浸束缚应激致胃溃疡模型、无水乙醇致胃损伤模型和幽门结扎致胃溃疡模型的胃黏膜损伤均有良好保护作用,可使实验动物溃疡指数显著降低。但对幽门结扎型大鼠胃液量、胃酸浓度、胃蛋白酶活性无抑制作用,提示其机制可能与增强胃黏膜防御能力有关。王梦等采用胆总管插管引流胆汁方法,观察干姜醇提取物对大鼠对胆汁分泌的作用。结果显示,干姜醇提取物经口或十二指肠给药均能明显增加胆汁分泌量,维持时间长达 3~4 小时,口服作用更强。干姜含芳香性挥发油,对消化道有轻度刺激作用,可使肠张力、节律及蠕动增强,从而促进胃肠的消化功能。

5. 抗癌作用

Chrubasika 等研究发现,6-姜酚对人脊髓细胞性白血病有抑制作用。蒲华清等对比了 6-姜酚在正常模式和低氧低糖模式两种模式下对人肝癌细胞株 HepG-2 细胞的杀伤和化疗增敏作用。

6. 抑制血小板聚集作用

研究显示,姜酚对二磷酸腺苷(ADP)、花生四烯酸(AA)、肾上腺素、胶原引起的血小板聚集有良好的抑制作用,明显抑制血小板环氧合酶活性和血栓素合成。姜酚抑制 AA 诱导的血小板聚集效果与阿司匹林类似。

7. 其他作用

干姜还具有抗菌、抗晕动病、止呕、改善脂质代谢、降血脂、降血糖和增强免疫等作用。曲恒芳等发现采用干姜口含法治疗妊娠引起的恶心、呕吐可取得良好的效果;6-姜酚能有效抑制脂肪生成。

五、细辛

细辛首载于《神农本草经》,为马兜铃科北细辛、华细辛的全草。味辛性温,有小毒,归肺、肾经。功能为散寒祛风、止咳、止痛。《神农本草经》曰细辛"主咳逆,头痛,脑动,百节拘挛,风湿痹痛,死肌,久服明目,利九窍,轻身长年"。《药征》谓其"主治宿饮停水也,故治水气在心下而咳满,或上逆,或胁痛"。《名医别录》谓能"温中,下气,破痰,利水道,开胸中,除喉痹"。《实用药性字典》云细辛"为风痛要药,功能深入以散风驱寒"。

近些年对细辛挥发油成分研究报道较多,目前已从 30 多种国产细辛属植物的挥发油中鉴定出 90 多种化合物,主要为烯、苯、烷、醇、酮、酯等。北细辛、汉城细辛和华细辛的挥发油成分因植物不同部位、不同产地、不同采收季节等而不同,甲基丁香酚是细辛挥发油中主要成分。北细辛全草含挥发油 1% ~3%,超临界 CO_2 萃取法提取率更高些。含量较高的有黄樟醚、3,5 - 二甲氧基甲苯、榄香素、优香芹酮、β - 蒎烯、α - 蒎烯、细辛醚等多种成分。汉城细辛含挥发油约 1%,主要成分有黄樟醚、α - 及 β - 蒎烯、莰烯、香叶烯、1,8 - 桉叶素、龙脑、细辛醚等。华细辛挥发油含量为 2.66%,主要成分为黄樟醚、α - 侧柏烯、香叶烯、γ - 松油醇、桉油精、细辛醚、2 - 甲基黄樟醚、β - 蒎烯和 α - 蒎烯、肉豆蔻醚、柠檬烯和沉香醇等。

细辛药理作用研究如下:

1. 解热、抗炎/抗变态反应、镇静、镇痛作用

谢伟等研究发现细辛挥发油灌服对温刺法及伤寒、副伤寒混合疫苗所引起的家兔实验性发热有明显的解热作用;对啤酒酵母所致的大鼠发热也有明显的解热效果,还能降低正常大鼠的体温。细辛挥发油能明显抑制致炎剂角叉菜胶、甲醛等所致的大鼠关节肿胀,显示出较强的抗炎作用。细辛水或醇提取物均能使速发型变态反应总过敏介质释放量减少 40% 以上,表明具有抗变态反应作用。其抗炎/抗变态反应作用机制为:具有促肾上腺皮质激素样作用,增强肾上腺皮质的功能,可抑制炎症介质释放、毛细血管通透性增加、渗出、白细胞游走、结缔组织增生等反应。细辛挥发油有明显的中枢抑制作用,小剂量可使动物安静、驯服、自主活动减少,大剂量可使动物睡眠,并有明显的抗惊厥作用。细辛提取物在小鼠热板法、小鼠扭体法、小鼠温浴法及大鼠甩尾法等镇痛实验中,表现出明显的镇痛作用,其镇痛作用与吗啡相比起效较慢但作用维持时间长。细辛镇痛的作用机制可能与抑制

缓激肽等内源性致痛物质及氧自由基产生有关。细辛煎剂能阻滞蟾蜍坐骨神经冲动传导,提示其镇痛机制也与阻断神经传导有关。

2. 强心、抗心肌缺血作用

细辛醇提物可使心源性休克狗心脏功能增强,表现为:左心室内压(LVP)与平均动脉压(MAP)升高、心输出量增加、心率加快、等容收缩期心肌最大收缩速度上升等,其作用强度与多巴胺相似。细辛挥发油能对抗垂体后叶素所致的兔急性心肌缺血,并能增加小鼠减压缺氧的耐受力。石含秀等研究了细辛醇提液对离体兔和豚鼠心脏的作用,发现细辛醇提液有明显的兴奋心脏作用,在用药后心肌收缩力增强,心率加快。何秀芬等研究发现细辛水煎液能增强体外培养乳鼠心肌细胞的搏动频率,但对心肌细胞搏动强度无明显影响,提示其对心肌细胞的作用主要是增加心率。用全细胞膜片钳技术研究心肌细胞加入含药血清前后钠通道电流的变化发现,细辛对心肌细胞钠通道电流有增强作用。

3. 平喘、祛痰作用

细辛可松弛气管平滑肌从而产生平喘作用。细辛挥发油对组胺和乙酰胆碱所引起的支气管痉挛有明显的对抗作用。细辛醇提物对离体肺灌流量先呈短暂的降低,而后持续增加,可维 $15 \sim 30\text{min}$。细辛挥发油成分甲基丁香酚对豚鼠气管亦有明显的松弛作用。细辛的抗炎、镇静作用也与其祛痰、平喘作用有关。

4. 抗衰老作用

细辛具有抗氧化作用,能减少氢化可的松造模小鼠组织过氧化脂质(LPO)含量,减轻氧自由基对细胞脂质的破坏程度;同时提高超氧化物歧化酶(SOD)活性,增强机体对自由基的清除能力,从而起到抗衰老作用。

5. 其他作用

细辛所含化学成分的药理作用:左旋芝麻脂素具有抗病毒、抗气管炎作用;卡枯醇具有镇咳、降血脂作用;胡萝卜苷对淋巴细胞白血病 P338(PS)有杀伤活性,并可增加 SOD 活性;β - 谷甾醇有降血胆固醇、止咳、抗癌、抗炎作用;去甲乌药碱具有 β - 受体激动剂样的效应,有强心、扩张血管、松弛平滑肌、增强脂质代谢和升高血糖等作用。

六、五味子

五味子出自《神农本草经》，被列为上品，主要以木兰科植物北五味子干燥的成熟果实入药。另有一种南五味子质量较差。五味子味酸性温，归肺、肾经，具有敛肺滋肾、涩精止泻、生津敛汗、宁心安神之功。为治肺虚久咳、肾虚作喘、津伤口渴、自汗盗汗、涩精滑泄、心悸失眠之要药。

《神农本草经》载"五味子，味酸温，主益气，咳逆上气，劳伤羸瘦，补不足，强阴，益男子精"。《名医别录》谓其"养五脏，除热，生阴中肌"。《本草经疏》云其"五味子主益气者，肺主诸气，酸能收，正入肺补肺，故益气也。"《本草汇言》谓："五味子敛气生津之药也"。故《唐本草》主收敛肺虚久嗽耗散之气。凡气虚喘急，咳逆劳损，精神不足，脉势空虚，或劳伤阳气，肢体羸瘦，或虚气上乘，自汗频来，或精气耗竭，阴虚火炎，或亡阴亡阳，神散脉脱。以五味子治之，或用其酸敛生津，保固元气而无遗泄也。然在上入肺，在下入肾，入肺有生津济源之意，入肾有顾精养髓之功。《本草经疏》称"咳逆上气而不渴"用五味子。《伤寒用药研究》认为"体发敛而润泽为之用"。

现代药理研究证实五味子含有多种成分，主要含木脂素、多糖、挥发油、三萜、有机酸、氨基酸和无机元素等，主要成分为木脂素类成分，约占8%。《中国药典》2015年版规定，五味子药材中含五味子醇甲不得少于0.40%。

五味子药理作用研究如下：

1. 对肝损伤的保护作用

五味子及其主要化学成分五味子甲素、五味子乙素、五味子丙素、五味子醇甲、五味子醇乙、五味子酚均有明显的保肝降酶作用，是多种保肝降酶中成药的主要成分。

2. 对中枢神经系统的作用

五味子具有明显的镇静催眠作用，这也是其中医临床用于心悸失眠的现代理论依据。五味子对于改善睡眠具有显著效果且不产生药物依赖性。五味子及其乙醇提取物、五味子甲素、五味子乙素、五味子丙素、五味子醇乙可明显延长戊巴比妥钠所致小鼠睡眠的时间,减少小鼠自主活动。

3. 对免疫功能的作用

免疫实验表明,五味子成分能使脾脏白髓的生发中心增大。动脉周围淋巴鞘增厚,免疫细胞数量增加。特别是边缘区的 IgMB 细胞变化更为显著。苗明三等通过实验发现,五味子多糖可明显提高正常小鼠腹腔巨噬细胞吞噬功能,促进溶血素和溶血空斑的形成,促进淋巴细胞的转化,这证明五味子多糖有较好的免疫兴奋作用。

4. 影响胃肠平滑肌及胃液、胆汁分泌

大鼠静脉注射醇乙和五味子素可抑制胃的自发运动,并减少其紧张度。亦可对抗毛果芸香碱所引起的胃蠕动亢进,口服对大鼠应激性溃疡有预防作用。醇乙、五味子素可使大鼠胆汁分泌增加。对幽门结扎大鼠可抑制胃液分泌,并有降低胃液总酸度的倾向。对离体回肠有抗乙酰胆碱、抗组胺作用。

5. 抗菌作用

研究表明,五味子提取物对其多种敏感菌具有抑制或杀灭作用。五味子乙醇浸液对金黄色葡萄球菌、痢疾杆菌、霍乱弧菌、绿脓杆菌、伤寒杆菌、产气、变形及绿脓杆菌都具有抑菌作用,对多种真菌如白色念珠菌、红色毛菌、石膏样毛疾菌、大小孢子菌、猪小孢子菌等也有抑菌和杀菌作用。五味子水煎液还可以抗龋齿病原菌,对变形链球菌的生长、繁殖有较强的抑制作用,且随着药物浓度提高,抑菌效果亦增强。其机制可能与所含有机酸有关。

6. 抗衰老作用

五味子粗多糖能明显提高小鼠耐氧及抗疲劳能力,增加正常小鼠免疫器官重量,并明显增强小鼠网状内皮系统的吞噬功能。可明显降低老年大鼠血清 LPO 含量,提高 SOD 活性。

7. 对心脏电活动及收缩力的影响

从电生理角度观察五味子对在体蟾蜍心脏单相动作电位及离体蛙心心

肌收缩力的影响发现,五味子和心得安(普萘洛尔)均使 MAP 的动作频率减慢、动作电位频率减小、平台期下移、平台期缩短。这表明适当剂量的五味子使心率减慢,对于窦性心动过速、心房颤动,房性或室性期前收缩,可能有减慢心率的作用;使心肌收缩力减弱,心室舒张完全,减少心肌耗能和耗氧量,可用于心绞痛和高血压等疾病的治疗。

8. 对呼吸系统的作用

五味子可直接兴奋呼吸中枢,煎剂可使呼吸频率及振幅显著增加,其改善呼吸衰竭作用明显优于可拉明(尼可刹米)注射液。以五味子为主组成的煎剂对咳嗽变异型哮喘的治疗具有显著的效果。五味子对二氧化硅引起的肺组织损伤有保护作用,它可能通过提高机体抗氧化能力,减弱脂质过氧化损伤,直接或间接地抑制胶原代谢,维护肺组织的正常结构与功能等来发挥作用。

9. 抗肿瘤作用

五味子对黄曲霉素 B1 发大鼠肝癌前病变 γ - 谷氨酰转肽酶阳性肝细胞增长灶有较明显抑制作用。五味子素对白血病和 KB 细胞有明显的细胞毒作用。王氏等采用评价细胞遗传学损伤的标准试验,小鼠骨髓 PCE 微核试验检测了五味子多糖的抗突变作用。同时证明了五味子粗多糖能抑制 S180 荷瘤的增长,且抗肿瘤作用与剂量有一定的相关性。

10. 对肾脏和生殖系统的作用

实验表明,五味子有抗肾病变作用,五味子有效成分中的木质素对免疫性肾炎呈抑制作用。取五味子 2~3g/kg 腹腔注射,可以显著增加小鼠睾丸的重量,提示了对小鼠性机能具有一定的促进作用。五味子水提液使成年小鼠睾丸重量增加 57.1%,使曲细精管直径增加 41%,并且光镜下生精细胞的层数及精子的数量有所增加,证明五味子有促进精子发生的作用。

七、半夏

《黄帝内经》中有用之组方的半夏秫米汤。为天南星科植物半夏、掌叶半夏的块茎。性温味辛有毒。归脾、胃经,具有燥湿化痰、降逆止呕、消痞散结的作用。

《神农本草经》称半夏"主伤寒寒热,心下坚,下气,喉咽肿痛,头眩胸胀,咳逆,肠鸣,止汗"。《药性论》谓其"消痰涎,开胃健脾,止呕吐,去胸中痰满,下肺气,主咳结,新生者摩涂痈肿不消,能除瘤瘿。气虚而有痰气,加而用之"。《本经疏注》谓半夏"辛取开结,平取其止逆,滑取其入阴,燥取其助阳"。《药证》云"主治痰饮呕吐也,旁治心痛逆满,咽中痛,咳悸,腹中雷鸣"。《本草纲目》载"半夏能主痰饮及腹胀者,为其体滑而味辛性温也。涎滑能润,辛温能散亦能润,故行湿而通大便,利窍而泄小便,所谓辛走气,能化液,辛以润之是矣"。

现代研究证实半夏块茎含挥发油等多种成分,生半夏和制半夏煎剂均有镇咳祛痰、镇吐作用,从半夏中分离出来的半夏蛋白有抗早孕作用。生半夏的氯仿和丙酮提取物对白色葡萄球菌和金黄色葡萄球菌有抑制作用等。

半夏药理作用研究如下:

1. 对呼吸系统的作用

生半夏、姜半夏、姜浸半夏和明矾半夏煎剂 $0.069\mu g/g$ 灌胃,对电刺激猫喉上神经或胸腔注入碘液引起的咳嗽具有明显的抑制作用,其作用与可待因同样发生于给药后 30min,药效能维持 5 小时以上;但镇咳作用比磷酸可待因 1mg/kg 灌胃的效力略差。

2. 对消化系统的作用

半夏制剂对毛果芸香碱引起的唾液分泌有显著抑制胃液分泌的作用。有报道显示:半夏水煎醇沉液具有抗大鼠幽门结扎性溃疡、消炎痛(吲哚美辛)性溃疡及应激性溃疡的作用,其抗溃疡作用的药理基础是减少胃液分泌、降低胃液游离酸度和总酸度、抑制胃蛋白酶活性、保护胃黏膜、促进胃黏膜的修复等。半夏加热炮制或加明矾、姜汁炮制的各种制剂,对无水吗啡、洋地黄、硫酸铜引起的呕吐,都有一定的镇吐作用。其镇吐作用机制是对呕吐中枢的抑制和激活迷走神经传出活动。

3. 对生殖系统的作用

陶宗晋从半夏中分离出半夏蛋白,认为它是半夏中抗早孕的有效成分或有效成分之一。经半夏蛋白作用后的子宫内膜能使被移植的正常胚泡不着床。在子宫内经半夏蛋白孵育的胚泡移植到同步的假孕子宫,着床率随孵育时间延长而降低。

4. 对血管系统的作用

半夏有较明显的抗心律失常作用。犬静脉注射半夏浸剂后,使氯化钡所致的室性期前收缩迅速消失且不复发,有效率占97.5%。对肾上腺素所致的室性心动过速,可使其迅速转为窦性节律,有效率占96.0%。静脉注射对犬、猫和兔有短暂降压作用,具有快速耐受性;煎剂灌胃时小鼠肾上腺皮质功能有轻度刺激作用。若持续给药,能引起功能抑制。灌服清半夏750g/L乙醇提取物能显著延长大鼠实验性体内血栓形成时间,并具有延长凝血时间的倾向。以二磷酸腺苷(ADP)、胶原为诱导剂时,清半夏对血小板的聚集具有延迟作用。半夏具有降低全血黏度、明显抑制红细胞的聚集和提高红细胞的变形能力的作用。半夏蛋白是目前已知的唯一只与甘露糖而不与葡萄糖结合的一种具有凝集素作用的蛋白质。

5. 其他作用

炮制品:2 000g/L清半夏水煎液26.5μL/ml预防给药时,对氯化钡诱发的大鼠室性心律失常有明显的对抗作用($P < 0.05$)。给小鼠腹腔注射60g/kg对自发活动有明显的影响($P < 0.05$);15g/kg或30g/kg可显著增加戊巴比妥钠阈下催眠剂量的睡眠率($P < 0.05$),并有延长戊巴比妥钠睡眠时间的趋势,但无统计学意义,在对小鼠自主活动的影响和异戊巴比妥钠对生半夏催眠作用的影响实验中,实验组与对照组之间差别均有统计学意义($P < 0.01$)。实验研究证明:从半夏新鲜鳞茎中分离的外源性凝集素(PTA,低分子蛋白)可凝集人肝瘤细胞、艾氏腹水癌和腹水型肝癌细胞;半夏多糖组分PMN也有活化抗肿瘤作用。

八、炙甘草

甘草首载于《神农本草经》。为豆科植物甘草的根及块茎。性平,味甘。功能补益心脾,润肺止咳,泻火解毒,缓急,调和诸药。

《神农本草经》称甘草"主五脏六腑寒热邪气,坚筋骨,长肌肉,倍力,金创癅,解毒,久服轻身延年"。《药征》认为甘草"主治急迫也,故治里急,急痛,挛急,而旁治厥冷,烦躁,冲逆之气等诸般迫急之毒也"。《药性论》云"凡虚而多热者加用之"。《大明本草》曰"补五劳七伤,一切虚损,惊悸"。《本草汇言》云"健脾胃,固中气之虚羸;协阴阳,和不调之营卫"。《医学衷中参西录》谓"粉甘草,性平不温,用于解毒清火剂尤良"。《本草经疏》谓"凡药之散者,外而不内,攻者下而不上,温者燥而不濡,清者洌而不和,杂者众而不群,毒者暴而无制,若无甘草调剂其间,遂其往而不返"。

研究表明甘草中的有效成分包括多糖类、黄酮类、三萜类等。药理研究主要集中在甘草酸、甘草次酸、总黄酮、单种黄酮及多糖等化合物。

甘草的药理作用研究如下:

1. 肾上腺皮质激素样作用

表现为盐皮质激素样作用,甘草粉、甘草浸膏、甘草酸、甘草次酸均有去氧皮质酮样作用,能使健康人和多种动物尿量和钠排出减少,钾排出增加;糖皮质激素样作用,甘草或甘草酸能使大鼠胸腺萎缩,尿内游离型 17 羟皮质类固醇增加,血中嗜酸性粒细胞和淋巴细胞减少,并伴有抗炎、抗变态反应作用,均显示甘草具有糖皮质激素样作用。

2. 对消化系统的作用

甘草粉、甘草浸膏、甘草水提物、甘草次酸、甘草苷、甘草苷元、异甘草苷对大鼠多种实验性溃疡模型都有抑制作用;甘草煎剂、甘草浸膏、异甘草素等黄酮类成分可降低肠管紧张度,减少收缩幅度,对氯化钡、组胺引起肠痉挛收缩,解痉作用更明显。其中以甘草苷元的解痉作用最强。

3. 抗炎、抗变态反应

甘草具有糖皮质激素样抗炎作用,抗炎的主要有效成分是甘草酸和甘草次酸。对大鼠棉球性肉芽肿、甲醛性足肿胀、角叉菜胶性关节炎等有一定的抑制作用。甘草酸能明显抑制小鼠被动皮肤过敏反应,拮抗组胺、乙酰胆碱和慢反应物质对兔离体回肠和豚鼠离体气管平滑肌的收缩,而有抗过敏作用。

4. 抗病毒作用

甘草酸能直接破坏试管内的病毒细胞,对水痘-带状疱疹病毒也有抑制的作用。甘草酸的抗病毒作用除了对病毒粒子的直接作用外,和它诱生干扰素,增加 NK 细胞活性也都有一定关系。

5. 解毒作用

"甘草能解百药毒"。实验证明甘草及其多种制剂对多种药物中毒、动物毒素中毒、细菌毒素中毒及其机体代谢产物中毒,都有一定的解毒作用;也能缓解中毒症状,降低中毒动物死亡率。甘草解毒的主要有效成分是甘草酸。

6. 镇咳祛痰作用

甘草的镇咳祛痰作用早已为中西医临床广为应用。甘草口服后能覆盖在发炎的咽部黏膜上,缓和炎性刺激而镇咳。甘草次酸胆碱盐对豚鼠吸入氨水和电刺激猫喉上神经引起的咳嗽都有明显抑制作用,故认为其镇咳作用为中枢性的。甘草还能促进咽部和支气管黏膜分泌,使痰易于咳出,呈现祛痰镇咳作用。

第二章　经方应用研究

　　小青龙汤是古代治疗咳嗽气喘疾患的主方,其组方简约,用药精当,历来被视为传世名方之中的经典之剂。无论是在外感咳嗽及诸多内伤杂病之中,均被广泛应用。尤其是当今许多名老中医,他们在自己长期临床实践之中,深入领会其组方要义,并结合现代疾病的特点,通过对其进行灵活加减化裁,将小青龙汤更加广泛的的应用于内科、外科、妇科、儿科等多系统疾病中,并取得了良好的疗效。虽然有很多病例属于个案报道,但仍可反映出诸位名宿的辨证诊疗思路。本文就期刊文献中有关当代名医运用小青龙汤的经验进行归纳总结,以飨读者。

第一节　理论阐微

　　一般认为,小青龙汤具有解表化饮之功,主要用于治疗外寒内饮所引起的诸多疾病。刘渡舟说:"伤寒表不解,言有寒邪束表;心下有水气,言素有水饮之邪在于心下。外有表寒,内有水饮,即是本条病机所在。发热是表邪未解;干呕是水邪犯胃;外寒引动内饮,内外合邪,水寒上舍,迫使肺气不得宣降,则见咳嗽或喘息。"其高度概括了小青龙汤的病因病机,值得各位医家学习。马莉娜认为不论是伤寒表证,或是内伤杂病,小青龙汤所治疾病的病机关键为外寒兼内饮,病位主要在上焦肺脏,临床多表现为恶寒、发热,无汗,头痛,身痛,干呕,咳嗽,喘息,痰多稀薄,苔薄白而滑,脉浮或弦紧。这是张仲景所立小青龙汤方证的要素。

小青龙汤专为表寒兼水饮而立,水饮之邪变动不居,可随三焦气机升降出入,故临床上可有诸多或然证,且或然症往往成为主要见症。本方主要用于治疗肺系疾病,对于其他诸症,泛属外寒内饮者亦为适用,足见中医学"异病同治"的特色。

林丽珠指出小青龙汤的作用是多方面的,《素问·气交变大论》中"岁水太过,寒气流行,邪害心火,民病身热,烦心躁悸,阴厥上下中寒,谵妄心痛,寒气早至,上应辰星,甚则腹大胫肿,喘咳,寝汗出憎风",即是对本方应用的高度概括。小青龙汤或然证:或火升金燥而为渴,或气阻肺胀而为喘,或浊气上嗳则为噎,或清气下泄而为利,或小便不利而少腹满急。或然证虽多,都是心下水气流变不居、聚散不定而出现的各种个证。因而,用小青龙汤加减都可获效。

潘澄濂教授在谈到他研究《金匮要略》的体会中认为,小青龙汤证部分是呼吸系统与循环系统的综合病症。要坚持"痰饮当以温药和之"这一基本法则便是上述观点的体现。其实质是通过抑阴扶阳的法度,达到保护心脏代偿功能为要务的治法。因为心脏代偿功能属于阳的一部分。

汤宗明认为,小青龙汤虽为咳喘、痰饮而设,然条文中"或然证"甚多,故尤推崇张仲景"但见一证便是,不必悉具"之论,推而广之而将此方临证发挥运用,以治疗水气、水湿、痰饮诸证,屡用屡验。

黄煌教授总结小青龙汤体质要求为面色多青灰色,口干不渴,畏寒,痰稀量多,甚至呈水样的鼻涕、水样的痰。

胡兰贵教授认为小青龙汤是治疗咳喘的有名方剂,但不是一见哮喘就可用小青龙汤,患者也不会描述自己是"心下有水气"而表现出的咳喘,也不会说自己是表寒内饮的咳喘,胡兰贵教授指出"心下有水气"即指胃脘痞满再兼有的咳喘,即可应用小青龙汤治之。

著名老中医邢锡波先生认为,小青龙汤虽能治哮喘,用药时必须善加减,使药性的寒热、消补处处与机体相适合,同时又需要联系到现有的症状,由症状再联系到发病的原因,加减时要完全照顾到整体和机体具体的情况,服药后方能发挥更大的作用。若见哮喘,而不察其寒热虚实,就投以小青龙汤,恐不一定见效。

第二节 证治特色

一、表里双解治咳喘

小青龙汤在《伤寒论》中主治外寒内饮之证,后世医家在此基础上加以发挥,将其广泛应用于咳喘的治疗之中。

小青龙汤专为外感寒邪、饮食生冷、寒饮及阳气不足所致咳喘而设,从《伤寒论》条文中可知伤寒发热咳喘及《金匮要略》条文论述痰饮所致咳喘,所表现出来的是"咳喘、呕吐清白痰或口吐泡沫痰、面色苍白、渴喜热饮、怕冷、舌质淡红、苔淡白或白腻,脉浮紧或滑",以上主证,在治疗过程中只要抓住一证,辨证论治,就能效如桴鼓,正如张仲景在《伤寒论》所论述"但见一证便是,不必悉具"。

小青龙汤与瓜蒌薤白半夏汤合方治疗肺心病急发期咳喘有很好的临床疗效,无论有无恶寒发热等表证,只要出现咳嗽喘憋不得卧等证,使用此合方即有卓效。不过要根据表证的轻重有无,增减麻桂的用量;无论有无发热烦躁,皆可加入石膏一味,效果较好,但要注意石膏的用量。痰鸣喘甚者,加射干、桑白皮、葶苈子等以泻肺定喘;咳嗽重者,加蝉蜕、僵蚕、前胡、桔梗、紫菀、款冬花等以疏风宣肺止咳;发热甚者,加生石膏、黄芩、金荞麦、鱼腥草等清肺泻热;痰多者可合三子养亲汤化痰降气;肿甚畏寒者,可加制附子、茯苓等以温阳利水。

陈明认为张仲景用小青龙汤治疗寒饮咳喘证,所谓寒饮咳喘有这些特点:咳喘,痰多色白,质地清稀寒凉,或落地为水,或如蛋清状,触舌觉冷;其喘在秋冬天气寒冷时发作或加重,春夏天气暖和时减轻或痊愈;发作时气喘憋闷,气短,甚则不能平卧于床;或面有水色(面部青灰或黧黑色)、水斑(面部色素沉着,或眼周暗黑)、水气(面部虚浮、眼睑浮肿)、水苔(舌苔白滑、水滑,甚至舌面津垂欲滴,舌尖发凉,舌质淡嫩而胖)。现代临床寒饮咳喘多见于流行性感冒、急慢性支气管炎、支气管哮喘、老年性肺气肿、肺心病、小儿百日咳、咳嗽变异性哮喘(慢性咳嗽)等。用小青龙汤治疗以温化寒饮,止咳平喘,疗效显著。

张驿珠自2000年以来,运用小青龙汤辨证施治,灵活加减治疗咳喘20例,取得满意疗效,根据临床辨证施治运用小青龙汤加减。方药:炙麻黄15g,桂枝10g,炙甘草10g,细辛3g,干姜5g,五味子15g,半夏15g,白芍15g。咳喘甚者加紫苏子15g、杏仁15g;郁热加石膏30g、黄芩15g。用上述加减方治疗咳喘患者,临床疗效显著。

李晓云用小青龙汤加减治疗小儿寒饮咳喘初期。症见发热,咳嗽,痰白质稠,气急而喘,干呕,口不渴,舌质淡,苔白腻,脉弦紧。方用小青龙汤去五味子,合三子养亲汤以解表宣肺平喘;若咳甚者,加紫菀、款冬花、杏仁以助止咳祛痰;咳喘甚者,加旋覆花、炒莱菔子;喘而冷汗出,四肢发凉者,加附子,桂枝易为肉桂。

刘芳观察小青龙汤治疗寒哮型支气管哮喘,对照组行常规对证疗法;观察组在对照组治疗基础上加用小青龙汤。药方组成:炙甘草、芍药、麻黄及干姜均为7.5g,半夏与桂枝各5g,五味子3g。用水煎服,35ml/次,3次/天,于饭前空腹状态下口服。两组疗程均为1周,持续3周。治疗后两组疗效比较有统计学差异($P < 0.05$),证明小青龙汤治疗寒哮型支气管哮喘有效。

黄山等在临床上应用小青龙汤加减治疗小儿咳嗽,辨证论治,随证加减,收到了良好的效果。咳嗽痰多者加用化痰药,如白芥子、紫苏子、前胡等;痰黏难出者予以润肺化痰,如川贝母、沙参等;咳喘气逆者予以降气化痰,如紫苏子、莱菔子、葶苈子等;鼻塞流涕重者加用解表药;风热者加菊花、薄荷、蝉蜕,风寒者加防风、川芎,湿热者加藿香、佩兰;咽喉肿痛者加用利咽药物,如射干、僵蚕、板蓝根等。疗效满意。

刘智刚用小青龙汤加减治疗喘息型支气管肺炎,治疗效果较佳。喘息性支气管肺炎在中医学中属于"喘嗽"范畴,病邪由表入侵,液热化成痰郁结于肺形成此病,临床治疗多以清肺化痰为主。小青龙汤方中主要药材为麻黄、桂枝、干姜、细辛、五味子、芍药等,其中麻黄与桂枝为君药,在整个药方中起到最主要作用,麻黄可发汗散寒、利水消肿、宣肺平喘,桂枝性温,主入肺、心及膀胱经,常被用作温里药,可化气行水;而细辛、干姜为臣药,辅助治疗帮助君药发挥药效;五味子、芍药两味药则可有效增强平喘、止咳之功效,同时制约其他药物太过温燥。该药方中各药物相互配合,相互制约,使患者风寒消解,各临床症状都能得到有效控制,治疗效果较佳。

储文梅发现小青龙汤治疗急性气管 – 支气管炎可以有效地改善患者临床症状,调节免疫功能,降低炎症反应,治疗效果良好。

中医认为寒性哮喘基本病机为脏腑阴阳失调,肺、脾、肾对津液的运化失常,津液凝聚成痰,伏藏于肺,痰伏于内,遇感诱发,以实证为主,治以温肺散寒、祛痰平喘为主。若病因于寒素体阳虚,痰从寒化,则表现为外束风寒、内停痰饮的寒性哮喘。关艳楠、罗艳等用小青龙汤加减治疗小儿寒性哮喘,在改善哮喘患儿症状、体征上明显优于运用西医治疗,显示出良好的临床疗效,无并发症的产生,治疗过程中亦未见不良反应发生,安全性较高,临床中辨证为寒性哮喘的患儿可酌情应用以温阳化饮,温散寒邪。

中医辨证指出肺炎属于"外感发热""咳喘证"范畴,为中医中药治疗老年肺炎提供了理论基础。赵竞秀在西医常规治疗的同时以中医经方小青龙汤加减治疗老年肺炎,小青龙汤方用麻黄、款冬花、鱼腥草、桂枝、杏仁、蝉蜕、百部、太子参、桔梗、茯苓、炒山楂、法半夏、甘草、黄芩、橘络、白芍、炒地龙、紫苏子和丹参等多种中药材,以麻黄、桂枝为君,可发汗平喘,具有利水之功效,一物而三任;款冬花、紫苏子、杏仁、鱼腥草、法半夏、桔梗以及百部具有止咳化痰、泻热清肺的功效,可用于解痉平喘。本方不仅重视祛除体内邪气,也不忘扶助正气。方中诸药合用可止咳平喘、宣肺化痰,具有祛邪扶正的作用。

二、温肺化饮治水饮

中医学认为,肺心病相当于支饮,而素有水饮之人,一旦感受外邪,每致表寒引动内饮,《难经·四十九难》说"形寒饮冷则伤肺"。水寒相搏,内外相引,饮动不居,水寒射肺,肺失宣降,故咳喘痰多而稀;水停心下,阻滞气机,故胸痞;饮动则胃气上逆,故干呕;水饮溢于肌肤,故浮肿身重;舌苔白滑、脉浮为外寒里饮之佐证。张海泉用加味小青龙汤治疗慢性肺心病急性发作,能够有效缓解肺心病急性发作期咳嗽、咳痰、喘促、心悸、发绀、水肿等主要症状,改善心肺功能,提高疗效。

中医学认为慢性肺源性心脏病属"肺胀""喘证"及"水肿"范畴,患者以咳嗽,咳痰及喘憋为主要病症;该病属本虚标实之证,一方面久病肺亏,痰瘀滞阻,外邪内侵诱病加剧,另一方面阴盛阳虚则卫气失固,肌表无护,久之饮停于内,更易感风寒之外邪。故慢性肺源性心脏病病机以痰、热、饮、瘀为主,病位则在于肺、心、肾;故中医治疗慢性肺源性心脏病应以祛痰化饮,温肺解表为主。唐万云等用小青龙汤合血府逐瘀汤治疗慢性肺源性心脏病急性加重期可有效缓解临床症状体征,提高心肺功能,并有助于改善血液流变学指标,疗效显著。

恶性胸腔积液属于中医学"悬饮"范畴,张仲景的《金匮要略》文中有云"饮后水流在胁下,咳唾引痛,谓之悬饮",并提出治疗当以"温药和之",小青龙汤出自于张仲景的《伤寒论》,具有解表散寒、温肺化饮功效,用于外寒内饮证,目前被现代医家广泛应用于胸腔积液的治疗中。蒋兆定等用小青龙汤加味治疗恶性胸腔积液获得良效,其在小青龙汤的基础上加用桃仁活血利水、丝瓜络及白茅根通络利水、茯苓健脾利水,并根据原发病灶的不同选择不同现代药理研究表明有抗肿瘤治疗作用的中药,同时根据患者的症状加减,共奏温肺化饮、散寒利水之功。

葛素娟认为,心力衰竭患者素体寒邪内伏或表寒外束是其顽固性心力衰竭的病机,单纯运用温阳利水、潜阳敛降之中药,或利用现代医学强心、利尿、扩血管药物是无法消除的,而用小青龙汤加味通阳散寒、扶正托透才是解决这一病机的正途。

现代医学之胸腔积液、胸膜炎等疾病可归属于中医学"悬饮"范畴,万文蓉等临床运用小青龙汤合葶苈大枣泻肺汤治疗悬饮病有较好的效果,悬饮病机总以阳虚水泛,肺气失宣为关键。因此治疗上,应遵从"病痰饮者,当以温药和之"的原则,采用温阳宣肺化饮之法。痰饮为阴,遇寒凝聚,得温则化,而温药者,振奋阳气,开达腠理,通调水道,阳气来复则阴翳得开,腠理开泄,饮随汗解,水道通畅,痰随水利。邪之去路,总以温化为旨,湿去则绝其生痰之源,痰饮自除。故选用小青龙汤合葶苈大枣泻肺汤为主治之。

于洋用小青龙汤加五苓散治疗久咳伴浮肿者,因患者素有痰饮内停,肺失宣降,水饮溢于肌肤,责之肺、脾、肾之脏气失调。用小青龙汤温化肺中痰饮,加五苓散使膀胱气化有序,水饮通调。另加肉桂、附子温肾阳,上下同治,痰消饮化,水饮通过二便得以输泄。则水肿、咳嗽逐渐痊愈。

三、审症求因治诸病

审症求因,也称辨证论治,是中医药学的证治特色之一,其本质就是要抓住疾病的病机,针对病机,确立治法并遣方用药,形成理法方药一以贯通的中医学术体系。利用这种方法研究方剂,可以大大扩展方剂的适应证。如前所述,小青龙汤主治外寒内饮之证,有解表散寒、温肺化饮之功。因此可以适用于一切外感风寒、内有停饮所引起的多系统疾病。

张毅主要用小青龙汤治疗呼吸系统疾病,但不限于表寒里饮证,即使没有表证,只要属于寒饮喘咳者均可用之。如哮喘属于寒哮者,无论成人和小儿,用之皆有良效。哮喘发作时,多有不同程度的汗出,麻黄虽能发汗,但全方仍以平喘为主,哮喘一止,汗出亦随之消失,故哮喘汗出者,仍可用小青龙汤治疗。

郑小伟认为寒饮伏肺型支气管哮喘为水寒相搏,内外相引,饮动不居,水寒射肺,肺失宣降所致,选用小青龙汤温肺化饮,宣肺平喘效果最佳。且"病痰饮者,当以温药和之",郑师认为仲景治寒饮善用干姜、细辛、五味子,取干姜、细辛之散水寒阴邪,五味子之敛肺气之逆,一散一收,敛中有散,散中有收,邪正兼顾,用治咳喘,确为妙用。

周春祥教授在临床运用小青龙汤治疗小儿久咳、遗尿等内科杂病,得出经验。小青龙汤原文虽有"表不解"之语,其关键应在于"心下有水气",即寒饮在胃,所以每当外寒引动,则遇寒即甚,此为小青龙汤的主证;如刘渡舟所言"其更以散寒蠲饮著称,且临床所见往往有表证者少,而无表证者多,然寒饮每从表寒而来,形寒肢冷则伤肺,故此方以肺胃寒饮为治疗之重点。"故古人称其善"内散三焦之饮邪"。抓住"心下有水气"主证,抓住小青龙汤散寒蠲饮的本质,便能活用本方,大大扩大此方治疗疾病谱。

吴铭芳、陈德荪体会小青龙汤适应风、寒、痰、湿、瘀、痛诸证,不仅可为解表散寒,温肺化饮应用于呼吸道疾病,只要辨证准确,合理配伍组方,对心血管、消化、骨关节等系统疾病均可取得满意疗效。

徐松喜运用小青龙汤治疗自主神经功能紊乱因寒邪外感于肌表,饮邪内停于肺,肺失宣发,汗孔开合失司所为。小青龙汤温肺化饮,温阳散寒,调和营卫治其本。诸药合用,外散风寒,内化水饮,营卫和调,故自汗止。

王雪峰等认为耳胀病之初,是由风寒袭肺,邪毒滞留而致,并与脏腑虚损有关,多为虚实夹杂之证。此外,咽鼓管当属肺,积液属于"水饮"范畴,因此,治疗应该温肺化饮。故用小青龙汤治疗耳胀,效果显著。

马学忠等利用小青龙汤抑制抗体生成和释放过敏介质,对抗过敏介质和抗炎的作用,治疗变应性鼻炎,本无证可辨,但据病类属水饮之患,亦能取得好效果。

王付在临床运用小青龙汤辨证时得出以下结论:辨治寒饮郁肺证,如慢性阻塞性肺疾病、慢性支气管炎、支气管哮喘、间质性肺疾病、支气管扩张等病在其演变过程中出现"咳逆,倚息不得卧"者且符合小青龙汤辨治要点;辨治溢饮寒证如肺源性心脏病、慢性阻塞性肺疾病、肾病综合征、肾小球肾炎、内分泌失调等病证表现以肌肤水肿为主并符合小青龙汤辨治要点;辨治太阳伤寒证与寒饮郁肺相兼,如慢性肺系疾病又伴有感冒(太阳伤寒证),或因感冒而加重或诱发慢性肺系疾病,或皮肤疾病如过敏性皮炎、神经性皮炎、脂溢性皮炎,或鼻腔疾病如过敏性鼻炎、鼻窦炎、额窦炎等病证表现符合小青龙汤辨治要点。

胡陟认为《伤寒论》中小青龙汤方为温法及表里同治的代表方剂,主治外有表寒、内有停饮,为肺系咳喘病证所专用之方。中医学认为肺开窍于鼻,鼻与耳同属清窍,肺金受邪,为风冷所伤,在耳为聋;在鼻其气不和,津液壅塞而为鼻病;喉乃肺系,肺金受邪则喉窍闭为喑。说明风寒外邪闭肺,肺气失宣可衍生耳鼻咽喉诸多疾病。因此以小青龙汤之温法用于耳、鼻、咽喉诸病寒证者。如变应性鼻炎,在其并发哮喘时选用小青龙汤方适当加减两病同治,可达到较满意的临床疗效,充分体现了中医"异病同治"的治疗思想。

陈玉珍等用小青龙汤加味治疗病态窦房结综合征,疗效显著。她认为小青龙汤方原为外寒内饮而设,方中麻黄、桂枝、细辛、干姜、半夏温散表里之寒湿,寒湿去,阳自复;五味子、白芍、甘草酸以和里。在临床上用本方加用补气温阳之人参、活血通脉之丹参,用于久病伤正,络脉受损之病窦。人参、桂枝、白芍、五味子、甘草等补虚药可提高机体免疫力,增加对各种有害刺激得非特异性抵抗力;干姜、细辛、桂枝有提高心率、增加冠状动脉血流量作用;麻黄、半夏对心律失常有拮抗作用;人参能抑制自由基产生,保护缺血心肌中超氧化物歧化酶及降低心肌脂质过氧化物含量,具有增强心功能及保护血管内皮细胞作用;丹参能改善缺损区域血液供应,同时有抗凝血作用。本方可在提高机体整体功能的基础上,祛除病理产物,达到调节和恢复心脏局部功能的目的。

孙艳红研究认为小青龙汤能明显缓解慢性支气管炎急性期患者的临床症状、体征、舌象、脉象,其临床观察疗效较好,无任何毒副作用及不良反应。

四、方证相应效果彰

方证相应最早来源于孙思邈提出的"方证同条,比类相附",后世医家多有阐发,而以日本古方派医家对其最有发挥。其实质内容即"有是证,用是方"。由于这种诊疗方法相对简洁,疗效也较好,因此深受许多名医推崇。

张炳厚教授在临证治疗变应性鼻炎过程中总结自身经验,独辟蹊径,另立新法。中医学将变应性鼻炎归属于"鼻鼽"范畴。《素问·五常政大论》记载有"鼽嚏"之疾。《刘河间医学六书》中说:"鼽者,鼻出清涕也。"对鼻鼽的病因,明代《证治要诀》说:"清涕者,脑冷肺寒所致。"《中藏经》云:"肺虚则鼻流清涕。"而小青龙汤来源于汉代张仲景所著《伤寒论》,功效解表散寒,温肺化饮;《伤寒论》载其主治外感风寒、内停水饮之咳喘证。鼻鼽之疾,乃肺气素虚,内有停饮,又外感风寒所致,其病因病机与小青龙汤证之咳喘切合,故在此用之亦能取得佳效,这也是中医"异病同治"之体现。

徐升在临床运用小青龙汤治病的过程中得出相应的体会,他认为小青龙汤是表里同治之方,而且是温里之力大于解表。故在临床上对于中阳不足而又没有水饮的病人亦可采用。如小儿食积,尤其是那些大便酸臭的小儿,酸苦涌泄为阴,大便酸臭说明中阳不足,不能腐熟水谷,而食积属实邪,故治疗较棘手,补之恐增加其消化不良,只消不补又很容易伤正。此时用小青龙汤加减就是个较好的选择,当然此时当去麻黄。用小青龙汤是另外一条思路,因正气不足分阳不足和阴不足,大便酸臭是阴证,故用桂枝、干姜、细辛配合炙甘草、白芍、五味子温阳则正自复,阳气恢复则能腐熟水谷,从这个角度扶正则不会有甘壅之弊。

薛汉荣教授认为临床上只要出现寒痰伏肺导致的综合征,诸如气喘、胸闷、咳嗽、咳白痰、苔白或厚、脉弦滑等即可运用小青龙汤治疗。针对哮病病机,故而小青龙汤在哮病中的应用是比较广泛的。

郭大礼在临床上主要用小青龙汤治疗慢性支气管炎急性发作、肺气肿、支气管哮喘,以及肺炎、过敏性鼻炎、胸膜炎等证属外寒内饮,水寒相搏于肺者。

乜从正认为小青龙汤为温阳宣肺、蠲痰涤饮之剂。盖取其翻江逐浪以归江海,不欲其兴云升天而为云雨之意也。大凡临床见有咳、喘、痰、满,甚则喘息不得卧,或颜面肢体浮肿。舌淡苔白,脉滑等痰饮之症,无论有无表证,无论何种疾病,均可考虑辨证应用小青龙汤。

聂惠民认为小青龙汤为散寒蠲饮,表里双解之剂。若无表证,则专一散饮,而治咳喘。从临床上看,外无表证,只见水寒射肺,肺中寒痰冷饮之咳喘,亦屡见不鲜,小青龙汤同样可以治愈。

五、循经用方疗顽疾

长期以来,对于六经实质的观点各有不同,但是,大多数学者的观点还是承认六经与经络是有一定关系的。小青龙汤作为太阳与阳明合病的主方,治疗太阳、阳明经络循行部位所发生的疾病,自然独占优势。

杨育周教授认为小青龙汤证的病机为机体受邪后,邪及心下,"心下"居上中焦之界,位属少阳,为人体气机升降出入之枢纽。邪及心下,少阳受累,枢机不利。应用小青龙汤,除解表镯饮之效外,兼有疏利三焦之功。《金匮要略》中记载:"病溢饮者,当发其汗,大青龙汤主之,小青龙汤亦主之。"由上文可知,病溢饮者,饮泛肌表,治当因势利导,当发其汗。若症见"咳而微喘",即为饮邪干肺,肺失宣降,而致水湿饮邪,散漫三焦,外泛肌表之机,应用小青龙汤,既能解除干肺之饮邪,亦能恢复三焦之通利。由以上诸条经文可知,小青龙汤可用于水湿散漫三焦、少阳枢机受累之证。患者若具有喘、咳、肿等症,考虑已兼少阳枢机不畅,故用小青龙汤治疗。

张德贵、游瑞珍等用小青龙汤治疗项痹,其辨证该病因长期低头伏案工作,颈部劳损,督脉及太阳经气不利,正气已虚,更加水饮内停,复受风寒湿邪入侵,痰饮与瘀血痹阻于项背经络(太阳膀胱经及督脉)。从而表现为颈肩部及上臂痛重、麻木与恶寒、吐痰等。其证以小青龙汤证为主,但表寒稍重,又有里热,故治以小青龙汤散寒化饮的基础上更加大青龙汤发汗逐水清郁热,当汗出表解郁热退后,则去大青龙汤之峻猛,而以小青龙汤微解表,重化饮,更加茯苓、白术助化饮而健脾土,葛根生津、舒经,使阻于项背太阳气道之痰湿得化,太阳膀胱经脉得疏,气化恢复,也使督脉之阳气不再受阻,故项痹得以解除或缓解。

张子福用小青龙汤化裁治疗肩凝风,因肩胛乃由太阳经脉循行之所,风寒外袭,凝滞经络,经气不利,不通则痛,故而出现肩胛部为疼痛、辗转不利等症状。用小青龙汤解表散寒,疏利经气,故可治愈。

王明炯从经络和体质学角度认为,临床上足太阳膀胱经以及和其相表里的足少阴肾经的病变可以考虑用小青龙汤,同时紧紧结合素体阳虚、寒痰侵袭的小青龙汤的辨证之纲。

因肺与胃的经络是相通的,当肺受寒邪或口鼻入胃的寒饮邪气,使胃中寒饮循经络上逆至肺络,导致肺的宣发和肃降功能失常,且太阴肺与阳明大肠相表里,从而影响大肠的功能,导致下利泄泻等,正如《古今医案按·泄泻》所记载:"肺气壅遏,不能下降,则大肠虚而作泻,当治上焦。"故赵坤教授用小青龙汤治疗肺炎合并泄泻,小青龙汤以温肺散寒,待风寒去,肺治节有权,大肠传导复职,则泄自止。

第三节　名医验案

一、国医大师周仲瑛妙用小青龙汤治疗疑难杂症的经验

◎案

沈某,男,50岁。因发热、便下紫血而入院。查见腹下触有包块,但不痛,经治发热、下血,消瘦,而腹部日渐膨胀,渐至脐突,青筋暴露,腹水征明显。经用补气、运脾、温肾、逐水,诸法俱不效,住院半年有余,反复检查既非肝硬化腹水,也非肾病,难以明确辨病诊断。当时天气日冷,见其伴有明显的咳喘,咯吐多量白色泡沫痰液。苔白,脉弦。重新辨证,认为起病虽属血癖气滞,肝脾两伤,水湿内停,但当前的病机主要为寒饮伏肺,肺气不宣,通调失司。乃径取小青龙汤原方,温肺化饮,开上启下,意图通过开肺以利尿,化饮以消水。

处方:麻黄5g,桂枝10g,干姜5g,细辛3g,白芍10g,五味子3g,法半夏10g,甘草3g。

药后,腹水随咳喘咯痰的改善而日渐消退,1个月后痊愈。但亦未见小便明显增多,足证前人"治饮不在利小便,而在通阳化气"的论点,实为经验之谈。

按 作为开肺化饮法治疗鼓胀腹水的例证。本案例给人的启迪,一是突破了鼓胀从肝、脾、肾三脏辨治的一般常规,表明温开肺气,亦可起到通调水道,消水除胀的作用。二是痰、饮、水、湿同出一源,俱属津液不归正化停积而成,在一定条件下,相互之间可以转化,如《证治汇补》说"饮者,蓄水之名"。故治饮、治水、治臌诸方,每可通假应用。三是治水、治饮总应以温化为原则,因温药有助于气化水行,津液输化复常,则水饮自消。

二、汤宗明妙用小青龙汤治疗疑难杂症的经验

◎案

章某,男,73 岁。多年鼻疾纠缠,不分春夏秋冬,常流清稀之涕,进食尤甚,甚则须用纸团堵塞鼻孔方能进食,苦不堪言。曾做过鼻激光手术,始有效,月余又发。症见:清涕甚多、清稀如水、时有鼻塞声重,无喷嚏、咳嗽,无恶寒发热。舌质淡,苔薄白滑,脉濡。辨证为水饮停肺,鼻窍不利。治以温化水饮。方用小青龙汤加减。

处方:炙麻黄 6g,细辛 5g,桂枝 9g,生姜 9g,五味子 15g,白芍 15g,甘草 6g,辛夷 9g(包煎),苍耳子 9g。7 剂,每日 1 剂,每日 3 次,水煎服。

二诊:病退七八,再进 7 剂遂告痊愈,随访至今未复发。

按《黄帝内经》曰,心肺有病,而鼻为之不利也。涕为鼻黏膜所分泌,有润泽鼻窍之用。鼻为肺窍,其泌属肺,若肺失宣降,由脾转输至肺的水液不能正常布散,聚而为痰饮、水湿,不循常道,故从鼻窍流出。法当温肺化饮,投小青龙汤。方证相应,该患多年顽疾,服药 14 剂而瘳。

三、周春祥妙用小青龙汤治疗疑难杂症的经验

◎案

某,女,40 岁。2014 年 5 月 18 日初诊。2 年来胃痛反复发作,遇寒加重,食纳差,每每进食后则鼻流清涕,时嗳气,形体消瘦,四肢无力。舌淡红,苔白腻,脉沉细。胃镜示:糜烂性胃炎伴疣状胃炎。中医诊断为胃痛。辨证

为胃中寒饮。治以温化寒饮。方用小青龙汤加减。

处方：桂枝9g，白芍9g，炙甘草6g，干姜8g，麻黄6g，法半夏15g，细辛3g，五味子9g，茯苓10g，白术10g。7剂，每日1剂，水煎服。

二诊：胃脘部不适较前明显好转，进食后鼻流清涕虽有发作，但较前频率降低。舌淡红，苔薄白，脉沉细。守原方加香附8g，如法续服。

三诊：诸症好转，略有反复，守前方续服。

四诊：诉诸不适症状已不明显，故停药。随访至今，病情平稳。

按 胃痛，虽无表证，但遇寒加重，且进食后鼻流清涕，此为寒饮伏聚于胃脘之证。胃脘近肺胃，水饮扰胃则痛，遇寒甚；水寒射肺则肺气不利而鼻流清涕。当予小青龙汤温化内伏之寒饮，寒饮去，则诸症自止，所谓治病求本。方中麻黄、桂枝发散寒邪，细辛、干姜温化胃脘寒饮，半夏和胃降逆，甘草护正和中，再加茯苓、白术合"苓桂术甘汤"之意，加强温化寒饮之效果。辨证既明，则方药不殆，故临床取得较好疗效。

◎案

某，女，8岁。2014年6月28日初诊。1年来反复咳嗽，阵咳续作微喘，咯出痰方止，痰色白质稀，背恶寒，每每遇寒加重，多方求治无效。症见：脸微浮肿。舌淡红，苔薄白，脉紧。诊断为咳嗽。辨证为寒饮内停，上射于肺。方用小青龙汤加减。

处方：炙麻黄1.5g，桂枝3g，白芍3g，炙甘草3g，细辛1g，法半夏3g，五味子3g，前胡2g。5剂，每日1剂，水煎服。

二诊：7月3日。咳嗽较前明显好转，背恶寒未作。守方继进，水煎服，每日1剂，共3剂。后症情平稳，未发作。

按 小儿久咳，以咳喘、咳痰色白质稀、遇寒加重为辨证要点。此为内有寒饮之象，寒饮射肺，肺气不利而致此诸多症状，故投以小青龙汤温化之，药证合拍，自然效如桴鼓。

◎案

某，男，42岁。2014年3月26日初诊。1个月前出现心下痞满，咳吐涎沫，未在意，1周后出现小便次数增多，夜间遗尿症状，多处治疗，效果不明显。近几日，感受风寒，咳嗽加重，气喘阵作，遗尿加重，一夜3次以上，观其面色白,气喘息粗,咳吐白色涎沫。舌淡,苔白滑,脉浮紧。诊断为遗尿。辨证为寒动伏饮,寒饮犯肺。治以解表蠲饮温肺。方用小青龙汤加减。

处方:炙麻黄6g,桂枝8g,白芍8g,姜半夏10g,细辛3g,五味子10g,覆盆子10g。7剂,每日1剂,水煎服。

二诊:4月2日,诉小便次数较前减少,遗尿症状间或发作,然已好转。舌淡,苔薄白,脉紧。守原方继进,7剂。

三诊:4月10日,诉诸症改善,遗尿未作,唯咳嗽尚未了了。嘱其避寒就温,常以姜枣代茶饮,未开药。至今未发。

按 遗尿,加之患者"心下痞满,咳吐涎沫",知其素有寒饮在胃脘,已有上射肺之机,再因感受风寒,外寒引动内饮,郁遏于肺,肺失宣肃,不能通调水道,膀胱开合失司,而致遗尿。治病求本,故当温化寒饮为治,投以小青龙汤,温肺固肾化饮,效果显著。

四、张德贵妙用小青龙汤治疗疑难杂症的经验

◎**案**

某,男,2岁。1992年11月初诊。患儿素体虚弱,易于感寒,常患咳嗽,更在咳嗽或哭闹时引发疝气。前医尝投补中益气汤、暖肝煎等均乏效或收效不著。本次疝发亦因外感咳嗽引起,表现为咳嗽,流清涕,恶寒,更有阴囊肿大及下坠,哭闹不安,并随哭闹及咳嗽而加重,当安静及睡眠时疝可复回。体格检查:T 37.2℃,营养发育较差,精神不振,毛发稀疏而发黄,面色黄中带青,鼻流清涕,咽不红。舌质淡,苔薄白。两肺呼吸音粗。心脏听诊未见异常。腹股沟区可见一肿物,由腹股沟向阴囊突出,表面光滑,叩诊鼓音,听诊有肠音。可向上托回,卧位时可进入腹腔。西医诊断为腹股沟斜疝。中医诊断为狐疝。辨证为痰饮内伏,风寒外束,寒凝肝脉。治以温化痰饮,解表散寒,暖肝扶阳。予以小青龙汤加暖肝散寒之品。

处方:炙麻黄4g,白芍4g,干姜4g,细辛2g,五味子4g,炙甘草4g,半夏5g,桂枝3g,当归5g,炒小茴香9g,乌药4g,茯苓6g。2剂,每日1剂,水煎服,早、晚分2次温服剂。

二诊：疝已复回，未再出现，咳嗽，流清涕，恶寒等表证亦大减。舌质始泛红，苔薄白。在上方基础上减炙麻黄量至3g，加白术与茯苓相伍以健脾化饮（湿），以制生痰之源；加肉桂以温命门之火而助阳，继服3剂以巩固。一年后随访，疝未再复发，且免疫力增强，感冒咳嗽次数明显减少，偶有咳嗽时疝亦不发。

按 本案患儿素患感冒、咳嗽，并常引发疝，说明其脾肺之气素虚，水谷精微运化输布障碍而痰饮停留。在此基础上感受风寒，风寒引动伏饮则咳嗽，咳嗽则更伤肺脾之气，升提乏力，而致疝气下降。另一方面，素体脾虚则寒湿内盛，当外感寒邪时则凝滞肝脉，足厥阴肝脉循行受阻。而足厥阴肝经抵少腹，绕阴器，故有少腹、阴囊冷痛、疝气发生。所以，其病因病理是在脾肺气虚、肝寒基础上出现的痰饮，风寒、寒凝肝脉。其证为疝与咳嗽等外感症状同在。其病位在肺与肝。其治宜以"急则治其标"为主，即以解表化饮为主，辅以暖肝温阳散寒之法，方用小青龙汤加当归、小茴香、乌药、茯苓等。当风寒去，饮邪渐化后再加健脾温阳之白术、肉桂等，以治其本，可使寒饮化，阳气升，肝寒散，肝脉通，故疝可复。结合现代医学之病理，用以小青龙汤为主的温化痰饮、温阳散寒法治疗后使疝复、嗽止、阳气升，取得近期痊愈，并因此而赢得一段时间自我修复，使腹膜鞘状突闭锁，不再形成疝囊，即使以后咳嗽再发，疝亦不发，从而获得远期痊愈。

◎案

刘某，男，4岁。2001年10月初诊。患儿素体脾虚，易于感寒，故有感冒、咳嗽等反复呼吸道感染史。于两个月前出现多唾，为白色唾沫或涎水，常不由自主地唾，以致颌下及前胸部衣裳常被浸湿，臭味难闻。伴面色渐黄，形体日渐消瘦，皮肤干燥，且有多动，注意力不集中，精神时烦躁，以及食纳呆滞，口渴欲饮等。症见：神清，精神不宁，面色稍黄，毛发稍枯，皮肤弹性稍减，面部表情有眨眼、耸鼻等动作。咽微红，舌微红而苔滑，脉滑。先以脾虚兼肾虚不固辨治，投以四君子汤加芡实、山茱萸、金樱子、覆盆子、益智仁，服一周微效，再投则无效，症状如初。进一步辨之，患儿素有反复咳嗽史，说明平素痰饮内伏，一遇风寒则引动宿饮而发，或咳或唾。细诊之，患儿恶寒收引，唾时喉间有痰鸣声，面色黄中带青。舌苔滑，脉滑稍浮。其病位在肺与胃（肠），辨证为痰饮内伏、外感风寒。故宜从痰饮论治，以温化痰饮为大法。投以小青龙汤酌加健脾补肾固涩之品。

处方：炙麻黄 4g，半夏 6g，白芍 4g，桂枝 4g，干姜 4g，细辛 4g，茯苓 8g，五味子 4g，炙甘草 4g，焦白术 8g，茯苓 8g，益智仁 6g，覆盆子 6g，山药 8g，乌药 5g，胡桃肉 1 个。服 3 剂而大效。

又在上方加黄芩防止化热，或针对已出现的化热之象，继服 8 剂而愈。

按 小儿多唾证虽未列入教科书或有关书籍，但在临床中常可见到。其表现为多唾，多动，注意力不集中，食欲不振，消瘦，口干，甚则烦躁，易发脾气，摇头或面部肌肉抽动等。其病机与肺、脾、肾为主的脏腑功能失调，复受外邪侵袭以及情志失调有关。在此基础上使得津湿不能输布或不归正化而变成痰饮，或停于肺，或停于胃、肠。当风寒引动伏饮时则咳，则唾。故可从痰饮治，"当以温药和之"，小青龙汤主之。又《金匮要略》有妇人吐涎沫之治，其曰"妇人吐涎沫，医反下之，心下即痞，当先治其吐涎沫，小青龙汤主之"。今小儿唾与涎沫，可同之治。过多之唾与涎沫即痰饮，且多动、眨眼、耸鼻等亦属"怪病多痰"，故用小青龙汤温化痰饮即是治痰之法，治涎之法，再在此基础上酌加健脾之白术、茯苓以制其生痰之源，使津液归于正化。又唾为肾液，肾虚不固亦可唾。故再加补肾固涩之益智仁、覆盆子、乌药、山药等以使唾液归于肾，而填肾精，则多唾之证可除。

五、亢从正妙用小青龙汤治疗疑难杂症的经验

◎案

张某，男，45 岁。2002 年 10 月 20 日初诊。既往身体健康，近 1 个月来感气短不足以息，呼吸急促，伴胸闷，无心慌，无口唇发绀，无咳嗽吐痰，参加重体力劳动症状不加重。经心功能测定、X 线胸片检查未发现异常。经西医抗炎、扩张支气管治疗无效，遂求中医诊治。症见：患者体形肥胖，呼吸急促，可闻及嘘嘘喘气声。R 25 次/min，HR 80 次/min，双肺未闻及干湿性啰音，呼吸音稍粗。心律规整，各瓣膜听诊区未闻及杂音。舌胖质嫩，苔白，脉滑。脉证合参，中医辨证属痰饮为患。治以温肺化饮。拟小青龙汤加枳实

薤白桂枝汤加减。

处方：炙麻黄 6g，桂枝 10g，法半夏 10g，干姜 6g，五味子 10g，细辛 6g，白芍 10g，枳实 10g，薤白 10g，炙甘草 6g。5 剂，每日 1 剂，水煎服，早、晚分 2 次温服。5 剂后痊愈。

按 本案患者即张仲景所言"伏饮"之病。伏饮，平时伏而不显如常人，发作时尚有痰、喘、咳、满等症状。本患者发作时只见喘、满，无吐痰、咳嗽及其他症状，又属无形之痰饮。张仲景《金匮要略·胸痹心痛短气病脉证治》曰："平人，无寒热，短气不足以息者，实也。"盖短气有从素虚宿疾而来者，有从外感新邪而得者，二端皆非，故属里实无疑，结合脉证为痰饮，障其升降之气而然。正如《杂病源流犀烛》所说："其为物流动不测，故其为害，上至巅顶，下至涌泉，随气升降，周身内外皆到，五脏六腑俱有……来去无端，聚散靡定，火动则生，气滞则盛，风鼓则涌，变怪百端，故痰为诸病之源，怪病皆由痰成也。"

◎案

王某，男，40 岁。2002 年 9 月 10 日初诊。既往无慢性肺及心脏疾患史，近 2 个月来反复出现夜间呼吸困难，均发生在凌晨 1:00～3:00，往往熟睡时被憋醒，起床活动后逐渐缓解。白天活动自如，无临床症状。经心肺功能检测未见异常。心脏彩色多普勒检查阴性，X 线胸片示心肺正常。西医给予消心痛（硝酸异山梨酯）、地奥心血康、复方丹参片等，以改善心肌供血，但无疗效，故改为中医诊治。症见：精神好，体形胖。R 16 次/min，HR 75 次/min，心肺听诊正常。舌淡，舌体胖嫩水滑，脉弦滑。脉证合参，中医辨证属痰饮为患。给予小青龙汤加瓜蒌、薤白。

处方：炙麻黄 6g，桂枝 10g，法半夏 10g，干姜 6g，五味子 10g，细辛 6g，白芍 10g，薤白 10g，瓜蒌 15g，炙甘草 6g。7 剂，每日 1 剂，水煎服，早、晚分 2 次温服。

7 剂而愈。

按 本案患者呼吸困难发生在凌晨，现代医学认为，夜间迷走神经兴奋性增高，气管、支气管处于收缩状态，通气较差，易发生呼吸困难。中医学认为，夜半阴气盛极，阳气始萌，阴盛阳衰，故胸阳不振，易发生呼吸困难。本患者素体阳气素虚,寒痰水饮内停,故夜半加重。给予小青龙汤温阳化饮,瓜蒌宽胸,薤白通阳,而获明显疗效。

六、赵德利妙用小青龙汤治疗疑难杂症的经验

◎案

刘某,男,55岁。2005年5月2日初诊。上午田间干活时,因用力过度,头部突然持续性剧烈疼痛,左侧较重,伴有呕吐,开始吐为食物,后为涎沫。神志清楚,四肢无活动障碍。颈部强硬,凯尔尼格征阳性,左侧巴宾斯基征阳性。脑脊液:见有大量新鲜红细胞。舌质淡,脉沉弦。西医诊断为蛛网膜下腔出血。中医辨证为水饮内盛,瘀血郁阻。治以温化水饮,活血逐瘀。方用小青龙汤加减。

处方:细辛12g,干姜12g,桂枝10g,半夏10g,赤芍20g,丹参20g,土鳖虫10g,茯苓30g,泽泻20g,生白术20g,柴胡10g,大黄10g。水煎即服。服后不久药全部吐出,考虑颅内高压所致,用20%甘露醇250ml,静脉滴注,半小时滴完,再服以上中药,每日2次。

二诊:头痛减轻,大便稀薄,每天3次,腹部冷痛。舌质淡,苔白。上方改大黄为6g,桂枝20g,20%甘露醇每日1次,中药仍每日2次。

三诊:头部仍有胀痛,无呕吐,烦躁,睡眠不佳。上方加生龙骨30g,生牡蛎30g,停用甘露醇,中药改每日1剂,分2次服用,守方服用30余剂,临床治愈。

按 此案患者因用力过度而产生瘀血,瘀血内阻脑窍,导致气化失常,气机不利则水液运行不畅,聚而为水饮,水饮停留在脑,脑窍受阻,形成诸症。故方用细辛、干姜、桂枝、半夏温化水饮,泽泻、白术、茯苓健脾利水,丹参、土鳖虫、赤芍、大黄活血祛瘀、通窍止痛,柴胡载药上行,以行气血。服药后,因阴气盛,药不胜病,服后即吐,药不能发挥疗效,暂借西药之势,发挥药效后,逐渐停药,以中药为主,疗效颇佳。

◎案

李某,女,52岁。2006年6月3日初诊。稀水便伴全身瘙痒10天,每天

大便 10～15 次,无脓血和里急后重感,口渴,汗出,面部皮肤红肿发亮,全身有散在的皮疹,脐周围压痛,大便常规示:白细胞(＋);电子结肠镜无异常。西医诊断为过敏性肠炎,方用葛根芩连汤治疗。3 剂后,大便仍每天 10 次以上,出现咳嗽,吐白沫样痰,气喘不能平卧,双肺仍有干性啰音。舌质淡,脉沉。重新辨证为寒饮。方用小青龙汤加减。

处方:麻黄 6g,干姜 6g,桂枝 10g,半夏 10g,白芍 30g,细辛 6g,五味子 6g,党参 30g,茯苓 30g,车前子 30g(包煎),甘草 6g。水煎试服 1 剂。

二诊:服用 1 剂后,皮肤瘙痒减轻,大便每天 2 次,已变稠,咳喘减轻。效不更方,继用 3 剂,病获痊愈。

按 该案患者因体内素有水饮,复感风邪,外邪引动内饮,下行而为利,误用芩连等药,苦寒伤阳,水饮凌肺。出现咳喘不能平卧,方中用干姜、细辛、半夏温化寒饮,麻黄宣通肺气、止咳平喘,桂枝助干姜、细辛温化寒饮,白芍调和营卫,加用茯苓、车前子利水,使水从小便走,所谓"治湿不利小便,非其治也"。另党参、白术健脾,以绝生饮之源,五味子散中有收。诸药合用,则阴寒水饮得去,而病痊愈。

七、罗国良妙用小青龙汤治疗疑难杂症的经验

◎案

戴某,女,30 岁。1975 年 10 月 20 日初诊。患者恶寒发热无汗,卧床 2 日。询病史 1 年来常吐痰涎,咳引胸痛,且闭经 1 年。患者前额肌肤灼热而躯体覆以棉被,脉紧而滑。中医诊断为闭经。辨证为风寒外束,水饮内停。治以解表散寒,温肺化饮。方用小青龙汤。

处方:麻黄 10g,桂枝 10g,半夏 10g,干姜 10g,白芍 10g,五味子 10g,细辛 4.5g,甘草 5g。1 剂,水煎服,分 2 次温服。

翌日到患者家中,迎见患者在厅堂打扫,与卧床就诊时判若两人。其诉服药后汗出热退喘平,思食,服稀粥已两次。当晚并见月经来潮,经量中等。

按 本案患者闭经,观其病史及脉证,乃痰饮为患也。素有痰饮内停,故常吐痰涎;饮为阴邪,易阻遏阳气,阳气不展,致胸痛不舒;又感受寒邪,寒主

收引，与湿相合，寒湿不化，聚而成痰成饮，阻塞冲任，使胞络闭阻而月事不行。《金匮要略》云："妇人之病，因虚、积冷、结气，为诸经水断绝。"《妇科大全》亦有"痰涎壅滞而经不行"者。方用小青龙汤，发汗解表，温化寒饮，辛开通闭，故在饮去表解之时，通经开闭，两者皆愈。

综上所述，小青龙汤为治疗外寒内饮所致疾患的重要方剂，临床应用广泛，几乎遍及临床各科疾病，疗效确切。上文将其应用思路主要归纳为散水饮，析病机，辨方证，参经络等四种方法，需要说明的是，这些方法之间并不是完全独立，而是相互联系的。临证时需要多种方法合参并用，方可运用自如，取得卓效。

参考文献

[1]刘渡舟.伤寒论讲解[M].北京:光明日报出版社,1987.

[2]张小勇,陶晓华.《伤寒论》或然证药物加减辨析[J].吉林中医药,2010,30(6):467.

[3]王淑民.《辅行诀脏腑用药法要》与《汤液经法》《伤寒杂病论》三书方剂关系的探讨[J].中医杂志,1998,39(11):694-696.

[4]王雪苔.辅行诀脏腑用药法要校注[M].北京:人民军医出版社,2008.

[5]张仲景.伤寒论[M].北京:人民卫生出版社,2005.

[6]冯世纶.解读伊尹汤液经[M].北京:学苑出版社,2009.

[7]方有执.伤寒论条辨[M].北京:中国中医药出版社,2009.

[8]赵剑波.浅谈小青龙汤的临床应用[J].中国医药指南,2008,6(23):155-156.

[9]叶天士.类证普济本事方释义[M].北京:中国中医药出版社,2012.

[10]程门雪.学习《伤寒论》的体会[J].上海中医药杂志,1962,9:11.

[11]张永军.小青龙汤类方辨析[J].内蒙古中医药,2012,23(5):142.

[12]唐瑛,徐珊珊.论张仲景方中麻黄的运用[J].辽宁中医学院学报,2006,6(5):14-15.

[13]戚经天.袁红霞教授从半夏方证谈经方之魅力[J].四川中医,2013,31(10):17-19.

[14]许叔微.伤寒百证歌·卷一[M].上海:商务印书馆出版,1956.

[15]成无己.注解伤寒论[M].北京:中国医药科技出版社,2011.

[16]刘完素.伤寒直格[M].北京:中国书店出版社,2013.

[17]朱丹溪.丹溪心法[M].沈阳:辽宁科学技术出版社,1997.

[18]张介宾.景岳全书[M].太原:陕西科学技术出版社,2006.

[19]喻嘉言.尚论篇[M].北京:学苑出版社,2009.

[20]汪昂.医方集解[M].北京:人民卫生出版社,2006.

[21]张志聪.伤寒论集注[M].沈阳:实用中医内科杂志,2013.

[22]黄元御.黄元御伤寒解[M].北京:中国中医药出版社,2012.

[23]柯琴.伤寒来苏集[M].北京:学苑出版社,2009.

［24］徐灵胎.伤寒论类方［M］.江苏.江苏科学技术出版社,1984.

［25］李显忠.一通百通讲伤寒［M］.北京:人民军医出版社,2010.

［26］武跃华.小青龙汤治疗呼吸道感染诱发慢性心力衰竭急性加重［J］.实用中医内科杂志,2013,(5):115－116.

［27］张锡纯.医学衷中参西录［M］.太原:陕西科学技术出版社,2009.

［28］刘渡舟.伤寒论通俗讲话［M］.上海:上海科技出版社,2009.

［29］李雅琴.《伤寒论》小青龙汤的临床应用［J］.中华中医药学刊,2008(1):46－48.

［30］梁健春.小青龙汤加味治疗结核性渗出性胸膜炎35例［J］.广西中医药,1992,15(3):109.

［31］王新昌.小青龙汤临床举验［J］.河南中医,1987(5):45.

［32］兰少敏.小青龙汤治疗痰湿头痛［J］.四川中医,1985(1):23.

［33］刘传法.小青龙汤治疗卡他性中耳炎14例［J］.国医论坛,1988(02):28.

［34］谈华南,马春玲,彭付妮,等.小青龙汤加味治疗腹泻型慢性溃疡性结肠炎46例［J］.中国中医药信息杂志,2011(12):80.

［35］杨淑芳.小青龙汤的临床应用［J］.中医研究,2002(03):62.

［36］黄景.小青龙汤治疗寒湿痹症的体会［J］.四川中医,1986,(2):45.

［37］韩明祖.刘渡舟应用小青龙汤经验［J］.甘肃中医,2000,12(2):10.

［38］赵惠.周仲瑛运用经方辨治咳喘经验［J］.河北中医,2014,34(7):970－971.

［39］张仕玉,刘松林,邢颖,等.梅国强教授治疗支气管哮喘经验简介［J］.新中医,2012,44(6):212－213.

［40］马超.小青龙汤治疗常见呼吸系统疾病的临床文献研究［J］.中国中医杂志,2010,12(2):12－18.

［41］顾武军.小青龙汤证实质探析［J］.南京中医药大学学报,2010(9):331－332.

［42］王明烟,裴玉.从两则病案谈运用小青龙汤的体会［J］.湖南中医杂志,2007(9):45.

［43］刘爱民.小青龙汤证发挥［J］.陕西中医函授,1987,4(17):17.

［44］武紫晖,黎辉.傅元谋教授应用小青龙汤治咳经验［J］.环球中医药,2015,8(10):1217－1219.

［45］牛沛然.小青龙汤证辨析［J］.内蒙古中医药,1984(3):26.

［46］黄素.小青龙汤新用［J］.四川中医,1986(2):45.

［47］矢数道明.临床应用汉方处方解说［M］.李文瑞,等译.北京:学苑出版社,2008.

［48］高福寿.小青龙汤治疗麻疹经验［J］.四川中医,1988,(2):10.

[49]熊曼琪,等.小青龙汤经验浅谈[J].新中医,1989,(4):19.

[50]吴以岭,等.小青龙汤临床应用经验[J].河北中医,1984,(3):10.

[51]黄先善.小青龙汤的使用[J].浙江中医学院学报,1993,17(5):12.

[52]唐凯.小青龙汤释义[J].陕西中医函授,1987,(4):17.

[53]文小敏.小青龙汤方证释义[J].陕西中医,1995,15(8):37.

[54]李文瑞.小青龙汤证刍议[J].湖北中医杂志,2010,11(2):35.

[55]刘璐佳,曲婉莹,王有鹏,等.浅谈小青龙汤证[J].中医药临床杂志,2016,28
   (2):182-184.

[56]李童.小青龙汤方证相应研究[J].长春中医药大学学报,2011,27(2):
   272-274.

[57]崎山幸雄.小青龙汤的现代药理研究[J].日本医学介绍,1983,(11):60.

[58]陈克正.小青龙汤现代药理研究[J].河南中医,1984,(4):4.

[59]丁培植.小青龙汤方证及现代药理研究[J].湖南中医药,2001,3(11):
   21-23.

[60]成建山.《伤寒论》小青龙汤方证探析[J].山东中医药杂志,2001,20(9):
   520-521.

[61]焦阳,周平安.《金匮要略》治痰饮法[J].北京中医药大学学报(中医临床
   版),2008,15(4):20-21.

[62]张子福.小青龙汤临床应用举隅[J].甘肃中医,2010,23(10):13-15.

[63]刘昱.小青龙汤运用举隅[J].湖北中医杂志,2015,37(01):51.

[64]贾永新.浅谈小青龙汤临床应用的体会[J].心理医生,2010,12(2):12-13.

[65]韩萍.附子理中汤合小青龙汤加减治疗慢性阻塞性肺疾病急性加重期疗效
   观察[J].中国中医急症,2011,20(5):694-695.

[66]赵军,金英.小青龙汤合血府逐瘀汤用于慢性阻塞性肺病发作期40例疗效
   观察[J].贵阳中医学院学报,2007,29(5):19-20.

[67]龙辉.葶苈大枣泻肺汤合小青龙加石膏汤治疗肺心病30例[J].安庆医学,
   2003,24(2):26-28.

[68]万文蓉,谢怡琳.小青龙汤合葶苈大枣泻肺汤治疗悬饮浅析[J].浙江中医杂
   志,2011,46(3):214.

[69]卢世秀,孙学惠.小青龙汤合瓜蒌薤白半夏汤治疗肺心病急发期咳喘临床一
   得[J].中医药通报,2009,8(5):54-55.

[70]魏道祥.瓜蒌薤白半夏剂的临床应用探析[J].辽宁中医杂志,2002,29(5):
   293-294.

[71]周正,接力,张晓萍,等.小青龙汤合三子养亲汤加减治疗老年慢性支气管炎
   210例[J].新疆中医药,2000,18(3):26.

[72]王钢,董滟.小青龙汤合阳和汤治疗寒性支气管哮喘的理论探讨[J].光明中医,2012,27(1):169－170.

[73]梁煜,董红琴.小青龙汤合二陈汤加减治疗外感后久咳50例[J].实用中医内科杂志,2008,22(12):19.

[74]孙静.刘大新教授学术思想总结——玉屏风散合小青龙汤加减治疗"过敏性鼻炎哮喘综合征"临床疗效观察[J].实用中医内科杂志,2010,12(9):19－29.

[75]郑星宇,杜思哲,任林,等.四逆散合小青龙汤治疗哮喘急性发作期体会[J].浙江中医杂志.2015,12(2):11.

[76]范世友.小青龙汤合千金苇茎汤治疗慢性阻塞性肺疾病急性加重期的疗效观察[J].湖北中医杂志,2015,37(06):1－2.

[77]高定一,杨贤鸿,陈俊良,等.小青龙汤合香砂六君子汤对过敏性哮喘小鼠气道反应性与细胞因子的影响[J].成都中医药大学学报,2015,38(1):21－24.

[78]钟柳娜,沈毅,关伟,等.小青龙汤合防风通圣丸治疗常年性变应性鼻炎80例[J].北京中医药,2012,31(6):456－457.

[79]叶俊呈.小青龙汤加味治疗嗜酸细胞增多性非变应性鼻炎(鼻鼽)的临床研究[D].北京:北京中医药大学硕士研究生论文,2002.

[80]王革.小青龙汤与苏子降气汤治疗慢性支气管炎急性发作期的疗效比较[J].中国中医药现代远程教育,2010,8(5):120－121.

[81]赵东凯,王檀.应用小青龙汤合己椒苈黄丸治疗慢性肺源性心脏病心功能不全40例临床观察[J].中医中药,2011,9(26):117－118.

[82]李夏林.小青龙汤合五苓散加减治疗慢性鼻炎临床疗效观察[J].亚太传统医学,2014,10(9):97－98.

[83]章洁淳.张锡纯对小青龙汤的应用思路[J].陕西中医药大学学报,2016,39(4):21－22.

[84]刘渡舟.怎样正确使用小青龙汤[J].北京中医杂志,1983,4:8－10.

[85]李可.重危急症小青龙——李可学术思想探讨之十九[J].中医药通报,2009,8(6):17－24.

[86]苑述刚.小青龙汤的临证应用简释中医药学刊[J].中医药学刊,2004,23(11):22.

[87]鄂永安.小青龙汤合卡介菌多糖核酸治疗变应性鼻炎80例[J].陕西中医,2004,24(14):1039－1040.

[88]王豹,李芳茹,郭亮明,等.小青龙汤化裁治疗顽固性小儿咳喘20例[J].陕西中医,2002,23(6):236－237.

[89]薛鲜苗,刘翠蜂,班秀昀,等.小青龙汤加活血化瘀药治疗小儿哮喘疗效观察[J].山东医药,2003,43(2):45.

[90]王字春,李小宁.小青龙汤加减治疗发作期小儿寒性哮喘的临床观察[J].上海中医药杂志,2001,6:38.

[91]林冰至.浅议小青龙汤方证[J].亚太传统医学,2016,12(1):66-67.

[92]王付.经方临证答疑[M].北京:人民卫生出版社,2009.

[93]方宏图.读《伤寒杂病论》体悟小青龙汤方证[J].浙江中医杂志,2014,49(11):848-849.

[94]夏睿明.小青龙汤治寒饮咳嗽[J].现代医药卫生,2015,31(11):1601.

[95]张友堂,京叶.小青龙汤证的脉证研究[J].中医药学报,2011,39(5):52-53.

[96]何丽清.小青龙汤证多形性的临床观察和文献研究[D].成都:成都中医药大学硕士学位论文,2001.

[97]聂惠民.《伤寒论》方药解析小青龙汤证[J].中国中医药报,2001,2(10):12-13.

[98]吴波.论小青龙汤方证的复杂性辨治思维[J].江苏中医药,2015,45(5):64-65.

[99]陈亦人.伤寒论译释[M].上海:上海科学技术出版社,1992.

[100]谭颖颖,辛宝.小青龙汤病位辨析[J].陕西中医,2013,34(1):48-48.

[101]何丽清.小青龙汤证症状多样性的临床观察[J].山西中医学院学报,2002,3(4):22-24.

[102]杨静,刘建.小青龙汤的临床应用及体会[J].四川中医,2010,28(6):119-120.

[103]宋禧,岳桂英,余孟兰,等.小青龙汤治疗咳喘临床观察[J].医药论坛杂志,2003,24(16):1617.

[104]房莉萍.射干麻黄汤与小青龙汤临床辨治鉴别[J].中医研究,2005,12(2):11.

[105]廖云龙.水饮证治初探[J].江西中医学院学报,2006,18(1):11-15.

[106]谢鸣.名方运用——小青龙汤[J].中国中医药报.2009,2(6):4.

[107]刘军.小青龙汤在临床上的应用体会[J].中国民康医学,2011,23(20):2521-2522.

[108]张家礼.王文鼎医话录[J].成都中医学院学报,1995,18(1):22-23.

[109]载玉.朱紫来治寒饮咳喘的经验[J].江西中医药,1995,26(1):6-7.

[110]蔡华袖.小青龙汤临床治疗经验[J].中国中医药现代远程教育,2013,11(9):78-79.

[111]钱华.小青龙汤的临床运用与研究[J].辽宁中医药大学学报,2008,10(1):65-66.

[112]向忠军,李杰,瞿延晖,等.周衡教授运用小青龙汤治疗咳嗽病验案举隅[J].湖南中医药大学学报,2015,35(2):38-40.

[113]徐仲才.小青龙汤治疗杂病经验集锦[J].中国中医药杂志,1995,11(20):15-19.

[114]程箫寒,岳春燕,程宏斌,等.玉屏风散加味联合敷贴疗法冬病夏治慢性支气管炎缓解期疗效分析[J].医药前沿,2014,10(11):35-36.

[115]京叶.方剂辨证论治方法体之建立——小青龙汤证的辨证施治[D].沈阳:黑龙江中医药大学(硕士论文),2012.

[116]王立鹏,赵坤.赵坤教授活用小青龙汤治疗小儿肺系疾病的验案举隅[J].光明中医,2014,29(4):699-700.

[117]赵德利.张仲景小青龙汤之新用[J].中国中医药现代远程教育,2010,8(6):12.

[118]茆建国,朱蔚,郭燕蓉,等.自发性气胸的中西医研究进展[J].宁夏医学杂志,2008,30(8):30-31.

[119]叶碧青.小青龙汤加减治疗气胸并胸腔积液一例[J].湖北中医杂志,1985,3:48.

[120]郭淑轶.从治验自发性气胸看肺合皮毛[J].中医学报,2009,24(6):10.

[121]曾晓芳.小青龙汤治疗自发性气胸[J].湖北中医药大学学报,2004,6(4):78.

[122]徐国胜,祝光礼.辨证施治难治性气胸验案举隅[J].浙江中医杂志,2016,51(4):301.

[123]闫丽,何丽清.小青龙汤证本质探析[J].山西中医,2013,11(15):11.

[124]黄臻,颜芳,徐国峰,等.变通小青龙汤治疗顽固性心力衰竭临床应用体会[J].辽宁中医药杂志,2011,38(8):1650-1651.

[125]王茶茶.小青龙汤临证应用举隅[J].实用中医内科杂志,2014,25(3):17-18.

[126]陈锐.小青龙加石膏汤临床新用[J].中国社区医生,2011:16.

[127]周立.小青龙汤经验谈[J].经方验谈,1987,12(18):11.

[128]张晓华,于德洵,钱锋,等.病态窦房结综合征中西医研究进展[J].中医临床研究,2014,6(15):10-12.

[129]韩国栋.仲景分型辨治"吐涎沫"[J].河南中医,2013,33(1):10-11.

[130]宋超典.小青龙汤的临床应用[J].河南中医,1985,5(6):41.

[131]吴铭芳,陈德菻.小青龙汤临床验案4则[J].中医药通报,2014,1(23):

57 – 58.

[132]桑怡,谢冠群,王小奇,等.从五脏辨治腹泻型肠易激综合征[J].浙江中医药大学学报,2010,34(6):12 – 13.

[133]倪卫东,管仕伟,周春祥,等.周春祥运用小青龙汤经验举隅[J].中医药临床杂志,2014,26(12):1223 – 1224.

[134]王建国.小青龙汤治疗疑难重症举隅[J].中国中医急症,2010,19(5):877 – 878.

[135]王小文.小青龙汤新用[J].国医论坛,2010,12(4):16.

[136]方爱国.小青龙汤新用[J].江西中医药,2004,35(1):47.

[137]戴笠.小青龙汤治疗急性肾炎的临床经验[J].四川中医,2014,2(10):11.

[138]李占荣,郭起墉.小青龙汤临床体会[J].内蒙古中医药,2014,22(1):82.

[139]黄道富.小青龙汤经验谈[J].新中医,1995,34(9):46.

[140]宋超.小青龙汤临床应用[J].四川中医,1976,12(6):5 – 6.

[141]朱莹.小青龙汤临床运用举隅[J].甘肃中医学院学报,1992,9(3):36 – 37.

[142]董顺明.类风湿性关节炎中医治疗探讨[J].辽宁中医药大学学报,2007,9(1):22 – 23.

[143]胡益利.小青龙汤治痹证体会[J].江西中医学院学报,2000,12(3):28 – 29.

[144]严兴明.汤宗明经方临证发挥——小青龙汤证[J].中国中医基础医学杂志,2014,20(9):1293 – 1294.

[145]盛维云.小青龙汤临床应用3则[J].中国社区医生,2011,13(30):178.

[146]赖克方,王长征,郭先健,等.支气管哮喘豚鼠肺内嗜酸粒细胞增多和凋亡的关系[J].广东医学,2001,22(2):98 – 100.

[147]张青玲.小青龙汤治疗小儿外感咳嗽的体会[J].陕西中医药大学学报,2016,39(1):27 – 28.

[148]孔维佳.耳鼻咽喉头颈外科学:第2版[M].北京:人民卫生出版社,2010.

[149]中华中医药学会.中医耳鼻咽喉科常见病诊疗指南[M].北京:中国中医药出版社,2012.

[150]李晨帅,任勤.小青龙汤在儿科的临床应用[J].中国中医急症,2013,22(11):1977 – 1978.

[151]胡镇.变应性鼻炎六经证治探微[J].江西中医药,2016,1(47):16 – 18.

[152]朱正民,耿以安,陈虹,等.小青龙汤加减治疗过敏性鼻炎[J].湖北中医杂志,2004,26(5):38 – 39.

[153]李丹,吕妍,唐方,等.小青龙汤对过敏性鼻炎大鼠症状积分及血清IgE IL – 12LTC4水平的影响[J].四川中医,2014,32(4):70 – 72.

[154]赵经梅,王志.辨证治疗春季结合膜炎32例临床观察[J].中医杂志,1986,1:35.

[155]张文.小青龙汤治湿疹[J].湖北中医杂志,2004,11(2):11.

[156]刘卫兵,谷峡.小青龙汤治疗慢性荨麻疹19例[J].皮肤病与性病杂志,1998,20(1):9.

[157]廖永清,陈玉兴,简雪芹,等.小青龙汤分煎与合煎药理作用对比研究[J].广东医学,1999,20(11):829-830.

[158]苗爱荣,宋延平.小青龙糖浆的药理作用[J].陕西中医,2001,22(10):622.

[159]苏梅者,等.慢性咳喘病中医辨证与肺功能关系的研究[J].中医杂志,1990,(3):46.

[160]李兰芳译.小青龙汤合麻杏石甘汤镇咳作用的探讨[J].国外医学中医中药分册,1996,18(1):44.

[161]黄坚,陈长勋,李仪奎,等.用血清实验法观察小青龙汤对离体豚鼠气管平滑肌的作用[J].中药药理与临床,1995,6(12):13.

[162]张伟,李刚,张心月,等.小青龙汤对慢性阻塞性肺疾病大鼠核因子KB和γ-谷氨酰半胱氨酸合酶表达的干预作用[J].浙江中医药大学学报,2006,30(5):457-460.

[163]王树鹏,郭小东,张丽艳,等.小青龙汤及其加味方对变应性鼻炎大鼠L-4和L-4mRNA表达的影响[J].中药药理与临床,2006,22(1):8.

[164]黄志力,桂常青,刘锡玖,等.生石膏及地龙对小青龙汤解热的增强作用[J].中药药理与临床,1997,13(5):1215.

[165]戴慎,薛建国,岳沛平,等.中医病证诊疗标准与方剂选用[M].北京:人民卫生出版社,2001.

[166]高灵玲,郭群,苏玮,等.6种传统方剂单味中药颗粒体外抑菌作用比较[J].中成药,1998,20(6):2224.

[167]卢长庆,伍锐敏.和汉药的药理[J].国外药学(植物药分册),1982,3(6):14.

[168]邢彦霞,李晶,郭丽娟.小青龙汤对过敏性疾病的有用性[J].国外医学(中医中药分册),2005,27(5):294-296.

[169]俞仲毅,汪鸿宇,胡月娟,等.小青龙汤整体给药和含药血清作用的比较研究[J].中国中医药科技,2001,8(4):233-234.

[170]倪力强,张宁霞,童瑶,等.小青龙汤对哮喘大鼠Th1/Th2型细胞因子水平的影响[J].辽宁中医杂志,2003,30(9):703-704.

[171]童舜华,吴敦序,包照日格图,等.小青龙汤对大鼠哮喘模型肺组织糖皮质激素受体的影响[J].中成药,1998,20(6):327.

[172]童舜华.小青龙汤和补肾定喘汤对哮喘大鼠肺组织 β 受体和 cAMP 水平的影响[J].中成药,1999,21(6):304.

[173]童舜华,吴敦序,陈淑雯,等.小青龙汤对哮喘大鼠气道阻力、肺动态顺应性和血嗜酸细胞数的影响[J].中国中医药杂志,1999,6(2):74.

[174]张训纲译.小柴胡汤,小青龙汤对小儿支气管哮喘的治疗经验[J].国外医学(中医中药分册),1983,(6):43.

[175]胡国让,等.血清 IgE 检测在评价补肾法防治支气管哮喘疗效中的应用[J].中医杂志,1982,18(5):23.

[176]余南生,詹可顺.小青龙汤治疗慢性支气管炎血液流变学观察[J].中国药业,1999,8(8):25.

[177]高崎.小青龙汤中细辛的抗促癌作用[J].国外医学(中医中药分册),1998,20(5):5960.

[178]木兰,叶祖光.汉方药和抗变应性药物对人嗜碱细胞性白血病细胞系 KU812F 的细胞增殖和组胺含量的作用[J].国外医学(中医中药分册),1996,18(1):3435.

[179]松田正道.汉方方剂的抗促癌作用:第 2 报:小青龙汤对小鼠皮肤及肺促癌剂的抑制效果[J].国外医学(中医中药分册),1995,17(4):3739.

[180]孙晓波,徐惠波.现代方剂药理与临床[M].天津:天津科技翻译出版公司,2005:52.

[181]高雪,曲敬来,邱晨,等.小青龙汤改善冷哮型支气管哮喘气道重塑的临床研究[J].中医药学报,2006,34(6):20 – 22.

[182]吴雪荣.麻黄药理作用研究进展[J].中国中医药现代远程教育,2010,8(5):173.

[183]侯宽昭.中国种子植物科属词典[M].北京:科学出版社,1998.

[184]邱琴,王廷礼,崔兆杰.桂枝挥发油化学成分 GC/MS 分析[J].药学分析杂志,2000,20(4):248 – 251.

[185]杨琳,赵庆春,谭菁菁,等.桂枝的化学成分研究[J].实用药物与临床,2010,13(3):183 – 185.

[186]沈群,陈飞龙,罗佳波,等.桂枝、肉桂挥发油化学成分 GCMS 分析[J].中药材,2002,25(4):257 – 258.

[187]赵建一.桂枝的药理研究及临床新用[J].光明中医,2010,25(8):1546.

[188]张艳,明亮,王瑜,等.白芍总苷的抗惊厥作用[J].中国药理学通报,1994,10(5):372 – 374.

[189]高崇凯,吴雁,王勇,等.白芍总苷粉针剂的抗炎镇痛作用[J].中国新药药理与临床药理,2002,13(3):163 – 165.

[190]卢传坚,欧明,王宁生,等.姜的化学成分分析研究概述[J].中药新药与临床药理,2003,14(3):215-217.

[191]Karen L K K, Alaina J A, Van H T, Gingerols and related analogues inhibit arachidonic acid - indueed human platelet serotonin release and aggregation [J]. ThrombRes,2001,103(5):387-397.

[192]曲恒芳,姜艳艳,于建光.妊娠呕吐的干姜疗法[J].职业与健康,2005,21(1):118.

[193]Tzeng T F, Liu T M. 6 - Gingerol prevents adipogenesis and the accumulation of cytoplasmic lipid droplets in 3T3 - L1 cells[J]. Phytomedicine,2013,20(6):481-487.

[194]徐植灵,潘炯光,朱启聪,等.中国细辛属植物挥发油的气相色谱——质谱分析:第三报[J].中药通报,1986,11(1):46-49.

[195]史琳,王志成,冯叙桥,等.五味子化学成分及药理作用的研究进展[J].药物传统研究,2011,34(3):208-212.

[196]韩景兰,李晓萍,刘翠红,等.保肝中药研究进展[J].中医药信息,2001,18(2):22-23.

[197]李廷利,黄莉莉,郝丽莉,等.具有镇静催眠作用的中药活性成分研究[J].中医药信息,2003,20(3):18-20.

[198]林蔚,黄宗锈,陈冠敏,等.中药五味子改善小鼠睡眠作用的研究[J].海峡预防医学杂志,2009,15(4):51-52.

[199]苗明三,方晓艳.五味子多糖对正常小鼠免疫细胞的影响[J].中国中医药科技,2003,10(2):100-101.

[200]王文燕,陈建光.五味子的药理作用及开发研究[J].北华大学学报(自然科学版),2007,8(2):128-131.

[201]边才苗,杨云斌,费杰,等.五味子提取物体外抑菌作用初探[J].浙江中医药大学学报,2009,33(1):122-123.

[202]马廉兰,李娟,刘志春,等.五味子等中草药对肠道致病菌和条件致病菌的抗菌作用[J].赣南医学院学报,2003,23(3):241-243.

[203]孙文娟,吕文伟,于晓凤,等.北五味子粗多糖抗衰老作用的实验研究[J].中国老年学杂志,2001,21(11):454-455.

[204]高思海,潘铁成,李华,等.五味子酚对大鼠心脏移植供心的保护作用研究[J].中华实用中西医杂志,2004,4(17):1-3.

[205]蔡治国,刘伟.咳嗽变异型哮喘的中医研究进展[J].中医药信息,2008,25(5):12-14.

[206]李曙芳,刘田福,郭民,等.五味子乙素对二氧化硅致大鼠肺损伤的保护作用

[J].中国比较医学杂志,2009,19(5):30-33.

[207]王艳杰,吴勃岩,梁颖.五味子粗多糖拮抗环磷酰胺诱导小鼠微核的实验研究[J].中医药信息,2006,23(5):72-73.

[208]王艳杰,吴勃岩,孙阳,等.五味子粗多糖对H22、S180荷瘤小鼠抑制作用的实验研究[J].中医药信息,2007,24(5):64-65.

[209]关亚会,贾洪文,王巍,等.五味子木脂素类药理作用的研究[J].黑龙江中医药,2008,15(6):44-45.

[210]郭冷秋,张鹏,黄莉莉,等.五味子药理作用研究进展[J].中医药学报,2006,34(4):51-53.

[211]姚军强.半夏的药理作用及其临床配伍运用[J].中医研究,2013,26(2):3-5.

[212]黄庆彰.中药的镇咳作用半夏与贝母[J].中华医学杂志,1954,34(5):325.

[213]刘守义,尤春来.半夏抗溃疡作用机理的实验研究[J].辽宁中医杂志,1992,19(10):42.

[214]奥井由佳.半夏对大鼠迷走神经胃支传出活动的激活作用[J].国外医学(中医中药分册),1995,17(4):30.

[215]陶宗晋.半夏蛋白的分离、结晶、生物活力和一些化学性质[J].生物化学与生物物理学报,1981,13(1):77.

[216]陈惠玲.半夏蛋白的抗兔胚泡着床作用[J].生理学报,1984,36(4):388.

[217]藤守志.半夏浸剂抗心律失常作用的实验研究[J].中华心血管病杂志,1983,11(2):103.

[218]张小丽,谢人明.四种中药对血小板聚集性的影响[J].西北药学杂志,2000,15(6):260.

[219]Riordan J F. Biocheistry of zinc[J]. Med Clin North Am,1976,60(4):565.

[220]惠寿年,董阿玲.国内对甘草化学成分的研究进展[J].中草药,1999,30(4):313-315.

[221]李仪奎,刘青云,沈映君,等.中药药理学[M].北京:中国中医药出版社,1997.

[222]张驿珠.小青龙汤加减治疗咳喘20例[J].长春中医学院学报,2009,12(9):15.

[223]李晓云.小青龙汤加减治疗小儿寒饮咳喘的体会[J].河南中医,2010,12(3):18.

[224]刘芳.小青龙汤治疗支气管哮喘寒哮型疗效观察[J].临床医学研究与实践,2016,1(10):70.

[225]黄山,刘英.小青龙汤加减治疗小儿急性支气管炎临床观察[J].亚太传统

医药,2015,11(23):127-128.

[226]刘智刚.小青龙汤加减治疗喘息型支气管肺炎62例临床分析[J].中医临床研究,2015,7(35):67-68.

[227]关艳楠,罗艳.小青龙治疗小儿寒性哮喘40例[J].中国中医药现代远程教育,2016,14(4):72-73.

[228]赵竞秀.小青龙汤加减治疗老年肺炎的临床效果[J].内蒙古中医药,2016,2(1):6-7.

[229]张海泉.加味小青龙汤对慢性肺心病急性发作期的改善作用[J].中医药临床杂志,2012,24(4):302-303.

[230]唐万云,曾玉英,汪秀玲,等.血府逐瘀汤合小青龙汤治疗慢性肺源性心脏病急性加重期临床观察[J].中国实验方剂学杂志,2016,22(4):164-168.

[231]葛素娟.小青龙汤治疗慢性心力衰竭30例临床观察[J].山东中医杂志,2014,33(11):887-888.

[232]于洋.小青龙汤的临床新用[J].中国医药指南,2011,9(35):172-173.

[233]张毅,顾蘅.小青龙汤方药辨析[J].云南中医药,2015,2(1):75.

[234]徐嫚丽.郑小伟运用小青龙汤治疗支气管哮喘医案二则[J].浙江中医杂志,2014,49(12):918.

[235]马学忠.小青龙汤治疗变应性鼻炎的研究[J].国医论坛,1996,11(3):17.

[236]王付.小青龙汤方证及变证与衍生方的应用[J].中医杂志,2013,54(22):1908-1910.

[237]陈玉珍,等.小青龙汤治疗病态窦房结综合征的药理研究[J].山东中医杂志,1995,14(5):211.

[238]孙艳红.小青龙汤治疗慢性支气管炎急性期(外寒内饮证)临床观察[D].长春:长春中医药大学,2009.

[239]徐升,杨昆,龚新月,等.小青龙汤理法方药指导临床的体会[J].中医中药,2015,12(15):95.

[240]余涛,薛汉荣.薛汉荣教授运用小青龙汤治疗哮病经验[J].中医药通报,2014,13(4):15-16.

[241]乜从正.小青龙汤浅释与临床应用举隅[J].安徽临床中医杂志,2003,15(4):330-331.

[242]高金泉,杨育周.经方临证应用举隅[J].河南中医,2015,35(11):2601-2602.

[243]张德贵,游瑞珍.小青龙汤杂病治验四则[J].光明中医,2002,17(3):48-50.

[244]王明炯.从两则病案谈运用小青龙汤的体会[J].湖南中医杂志,2007,23

（5）:4547.

[245]周仲瑛.经方的变通应用[J].南京中医药大学学报.2005,21（4）:
205－208.

[246]罗国良.小青龙汤经验总结[J].新中医,1987,12（23）:17.